Beginner's Guide to Crystals
& Moon Ceremonies

新月水晶50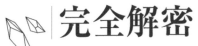

完全解密

黃寶儀Revati———著

「直覺」與「連結」找到最適合自己的水晶療癒和魔法許願

⨳ 序

　　前年春節我剛從埃及出差返台，就在我把以當地所產雪花石膏雕刻成的伊西斯女神（Isis）和一隻青金石貓雕件擺在祭壇上時，很久未聯繫的一位前輩突然發訊息給我，說出版社的朋友希望能做一本以水晶為主的書籍，問我有沒有興趣。

　　有趣的是，這位前輩其實算是家族友人，我們認識多年，她知道我跟水晶的緣分是我於 2013 年在內湖開設一間身心療癒和水晶工作室之時，我還記得她當時選擇的是溫柔美好的紫鋰輝首飾，特別襯她充滿智慧且低調的氣質。

　　我非常熱愛水晶和寶石，我們家中三位女性的英文名字亦都是寶石。無庸置疑，晶礦是我的愛好，但在專業方面，當時的我並沒有把握，畢竟國外的水晶大師這麼多，我自己都是誠惶誠恐地閱讀那些資深水晶能量老師與靈媒的著作，要自己寫一本還是不免有些緊張，為此我跟出版社來回討論的時候很難定位這本水晶書的方向，但這些訊息或許就像晶礦孕育的過程，不同的有機與無機成分堆積、聚合，經歷溫度與溼度變化和時間的沉澱才能形成礦脈；而我更像是採礦人，會遇見不同的礦脈，再選擇適合雕琢與使用的給讀者。

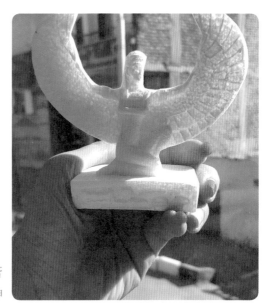

圖　以雪花石膏
刻成的伊西斯女神

　　起初，想用占星學的角度來做水晶書，豐富的星盤諮詢案例讓我
倍增信心，加上從事文字工作 16 年，我總是希望自己寫的東西是普羅
大眾都可以輕鬆理解並受用，然而就像大眾很容易被坊間流傳的錯誤
或偏頗的星座內容淹沒甚至誤導一樣，我發現水晶與晶礦的資訊就像
占星學一樣龐大，且不同派別間之意見經常分歧，這些內容過於繁雜，
對讀者來說實用性真的很低。最終我跟出版社決定將範圍縮小在水晶
本身，並基於實用性的考量，把這本書聚焦在新月許願和開運的應用。

　　這本書絕對不會是你探索水晶與寶石世界的終點，但希望它能成
為你的一塊入門磚，幫助你與這些大地的餽贈建立起更個人化的連結，
並將它們的美好融入生活當中。

目錄

序   2

我與水晶礦石的不解之緣   8

Chapter 1
基礎應用篇

水晶礦石的介紹與療癒功能   16

選擇適合自己的晶礦   21

常見晶礦的功效與應用速覽   28

晶礦的淨化與保養   33

脈輪系統簡介   39

Chapter 2
新月許願晶礦篇

月亮的週期與顯化的力量   50

適合新月的許願作法與晶礦   55

• 一般性儀式   57

• 基礎財富水晶陣   58

• 基礎桃花水晶陣   60

• 白水晶 Clear Quartz   63

• 黃水晶 Citrine   66

• 紫水晶 Amethyst   68

• 月光石 Moonstone/Hecatolite   70

- 拉長石 Labradorite　　　　　　　　　73
- 東菱石 Aventurine　　　　　　　　　　75
- 綠東菱 Green Aventurine　　　　　　　77
- 海藍寶 Aquamarine　　　　　　　　　　80

適合滿月的許願作法與晶礦　　　　　　　83
- 基礎淨化與保護水晶陣　　　　　　　　85
- 召喚金錢財富的儀式　　　　　　　　　88
- 強化靈識防護罩的儀式　　　　　　　　89
- 黑曜石 Obsidian　　　　　　　　　　　91
- 雪花黑曜石 Snowflake Obsidian　　　　93
- 次石墨 Shungite　　　　　　　　　　　96
- 透石膏 Selenite　　　　　　　　　　　98
- 矽孔雀石 Chrysocolla　　　　　　　　101

適合眉月的許願作法與晶礦　　　　　　103
- 蛋白石 Opal　　　　　　　　　　　　104
- 綠蛋白石 Green Opal　　　　　　　　108
- 瑪瑙 Agate　　　　　　　　　　　　　110
- 苔癬瑪瑙 Moss Agate　　　　　　　　112
- 翡翠 Jade　　　　　　　　　　　　　114
- 粉晶 Rose Quartz　　　　　　　　　　117

適合上弦月的許願作法與晶礦　　　　　120
- 紅玉髓 Carnelian　　　　　　　　　　121
- 虎眼石 Tiger Eye　　　　　　　　　　125
- 螢石 Fluorite　　　　　　　　　　　　128

適合盈凸月的許願作法與晶礦　　　　　130
- 尋求預言的儀式　　　　　　　　　　　131
- 召喚桃花與真愛的儀式　　　　　　　　132

- 白紋石 Howlite   134
- 蘇打石 Sodalite   136
- 黃鐵礦 Pyrite   138

適合虧凸月的許願作法與晶礦   140

- 淨化與保護的儀式   141
- 茶晶 Smoky Quartz   142
- 血石 Bloodstone   145
- 鋰雲母 Lepidolite   147
- 天河石 Amazonite   150
- 多色碧玉 Polychrome Jasper   153

適合下弦月的許願作法與晶礦   155

- 西藏水晶 Tibetan Quartz   157
- 鈣沸石 Scolecite   159

適合殘月的許願作法與晶礦   161

- 薔薇輝石 Rhodonite   162
- 綠簾花崗石 Unakite   164
- 方解石 Calcite   166
- 藍色方解石 Blue Calcite   168

Chapter 3

其他儀式作法與晶礦

脈輪相關的水晶儀式   172

- 扎根與創造豐盛用的水晶療癒排列   173
- 促進靈性發展的排列   174

- 平衡脈輪的排列 175
- 清理脈輪的水晶療癒排列 176

其他儀式常用與適合新手使用的晶礦 177

- 黑碧璽 Black Tourmaline 177
- 赤鐵礦 Hematite 181
- 綠松石 Turquoise 183
- 藍晶石 Kyanite 185
- 黑藍晶 Black Kyanite 187
- 石榴石 Garnet 189
- 孔雀石 Malachite 191
- 紅紋石 / 菱錳礦 Rhodochrosite 194
- 草莓晶 Strawberry Quartz 196
- 捷克隕石 Moldavite 198
- 橄欖石 Peridot 200
- 拉利瑪 Larimar 202
- 青金石 Lapis Lazuli 205
- 閃靈鑽 Herkimer Diamond 208
- 琥珀 Amber 210
- 紅寶石 Ruby 214
- 祖母綠 Emerald 217

後記 219

⮑ 我與水晶礦石的不解之緣

約莫小學六年級，某天放學回家經過新北市某條有名的老街，發現一間賣串珠的店面。猜想老闆娘看我是個孩子，沒敢大力推銷名貴的礦石；當時什麼都不懂的我憑直覺挑選一條紫水晶和黑曜石手串。之後，還因聽信老闆娘的話，將紫水晶放入冷凍庫淨化，沒想到，它裡面出現了冰裂痕跡，那時心裡真的非常難過。母親還因看不上這串在路邊亂買的水晶，特意向進出口晶礦的熟人買條 AAA 級的紫水晶手串給我。但我也不知為什麼，就是特別執著自己買的那一串。

十幾年後，至加拿大求學八年再度返台的我，絕對想不到在歷經跨洋跨洲、北美東西岸長途搬家無數次之後，這兩串珠子依然對我不離不棄。某次在朋友的聚會上遇見一位女生，看起來特別仙氣：一頭長捲髮和一身波希米亞風的打扮，告訴我她自己從事能量工作。於是我向她請教，是否有正確淨化這些手串的方式。孰料她不但願意幫我處理，還跟我解釋：手珠就如同電池一般，需要正負極能量依序正確排列，才能發揮出它的功效。我十分信任地將其中一串稱不上好看、但我寶貝十幾年的紫水晶手串交予她處理；當我們再次相約，她將手串還給我，並為我戴上。神奇的事情就這樣發生了，我在她跨過桌面取飲料時，第一次感受到能量；我明確感知到手上的紫水晶在她靠近時「動了」；看著我震驚的表情，對方並沒有多做解釋，只說了些普

通人聽不懂的能量術語。後來，這個人成爲我的能量治療師，並帶我踏上身心靈成長的道路，我們變成相伴十幾年的摯友。

我屬於「敏感」體質，從小經常遭遇民間所稱的「鬼壓床」，雖然我不覺得害怕，單單覺得無法好好睡覺很麻煩，但這些經歷也足以說明爲何在我第一次進入晶礦世界時，便直覺地選擇具有保護與扎根效果的紫水晶與黑曜石；那時我還是個喜歡粉色與藍色的少女，卻反常地選擇了老人系的深紫色跟黑色的晶礦。

我正式開始接觸能量物品時，首先選擇的是含有水晶精華成分的 Aura Soma，接著，便在朋友的收藏中購入貨眞價實的黃水晶，亦很快地和礦石產生能量連結。儘管當時坊間盛行招財與招桃花之法，卻仍未影響我選擇礦石的種類。沒過幾年我迎來人生第一次的土星回歸[1]，莫名丟掉高薪的工作，使我陷入迷茫。這時的我，正陷入對晶礦，卽

---

1. 土星回歸是一個人生命當中很重要的流年。第一次發生大概率在 27-31 歲，時長約莫兩年半，第一次發生的時候一個人會在土星嚴苛的挑戰與考驗下，經歷社會化並成長爲適應物質世界生存的個體，這個時期通常人們會經歷大大小小的衝擊性事件。

被高品質的青金石和菱錳礦吸引的狂熱，此時若踏入任意一家水晶店鋪必定會被狠狠地洗劫一番。急著找到新出路的我，就在逛某靈性服飾店時一眼看上老闆娘額外經營的晶礦首飾，竟突發奇想地有了創業的衝動。

我諮詢了專業的占星師，她說我與晶礦有著累世的緣分（我平時並不迷信，但不知為何，只要一沾上和水晶有關的事就會喪失理智）。於是乎，衝動地拿出前公司打發我的數十萬，批下老闆娘所擁有的全部水晶，打算開設一個水晶工作室！殊不知這個工作室不僅不會幫我帶來任何財富，還讓我快速負債。整個過程令我身心千錘百鍊，並在這樣的淬鍊中開發諸多潛能，讓我重新認識自己，奠立成為能量療癒師與占星師的根基。

掏出僅有的存款買下大量水晶後，我甚至為那些還未謀面的晶礦們租下內湖一間實木地板的套房，且面對著一座不對外開放的公園，環境清幽。一心想脫離原本的生命狀態：在金融業幾年不上不下，盲目追逐著股票與社會認同，身心在大量外在刺激下無比疲憊，早已顧不上自己根本沒有任何關於水晶礦石的專業知識，便輕易在極短的時間內逐一個大夢，且等著被擊碎。

當一箱箱的晶礦抵達時，我呆住了，除了曾在店裡看到的少量首飾和天使雕塑品仍在發光、發亮外，半數以上的原礦都灰不拉幾的；還有許多水晶、礦石串珠和黃鐵礦串令我不知從何下手，再加上幾十個大型水晶球，天啊！完全懵圈的我只好求助治療師，儘管她斥責我怎麼會做出買下一整間店水晶的這種荒唐行為，仍不忍地前來救火。

因為擁有的水晶數量實在過於龐大，若按照我平時以 Aura Soma 大師精華來養護的習慣進行，淨化這麼多箱晶礦的成本勢必會高得嚇人，亦會耗費大把時間。於是，她教我一個方式：讓可以碰水的晶礦沐浴在花精製成的能量水中，同時趁我不注意時對所有水晶們畫下靈氣符號，跟它們溝通「現在已經易主」了。接下來的一個星期，我一反平時浮躁、愛玩的狀態，乖乖地在工作室裡洗晶礦，很神奇也十分迅速地和它們建立起連結。我開始邊哼著未知語言與即興的音符，邊不由自主地拿起軟刷子，刷洗泡過的晶礦與串珠；接著，播放使用水晶缽的音樂，捧著鼠尾草在工作室跳舞靜心。

一週後，水晶的前主人來到我的工作室交予電子磅秤、水晶書籍與手工製作工具等。她萬分震驚地發現這些礦石們彷彿整形般脫胎換骨，甚至指著幾個小型白水晶簇與天河石串珠大喊「你到底是誰？」

據她當時的說法，當天河石放在我手上，由原本的淺藍綠色變成天藍色──如拉利瑪般的藍色；綠色電氣石也隱隱發出內涵的藍寶石光芒，透露著深層療癒的能量。現在回想起來便不難看出，這是意識與認知要翻轉和擴張的癥兆。在她巡視一圈這新空間時，有一座比較大的紫白水晶骨幹突然裂開，掉下一片單尖白水晶──它後來變成我進行身體療癒的工具。當時我隨意地把幾顆不同顏色的方解石球擺放出來，她問我「妳在擺陣嗎？」我回答自己從沒學過，只是按照直覺擺放，殊不知自己確實有感受到晶礦的本質與擁有排列它們的潛力。

我花時間閱讀關於水晶的書籍、蒐集晶礦的資料，爲的是要在市場上售賣這些寶貝，但除了首飾、礦石金字塔和透石膏權杖外，均很難銷售出去，尤其是我自己做的飾品根本就「沒人要」。我焦急地請教幾位前輩，得到一致的回覆：如果水晶們在你這裡過得太好，它們是不會離開你的；你最好每天告訴它們：你們必須出去工作！

我照辦了，但它們還是不願意出去工作，沒有固定收入卻仍要負擔各種開銷，我絞盡腦汁地餵養它們和這美麗清幽卻乏人問津的工作室。約莫有半年的時間，爲了不繼續負債，什麼樣的創作工作都得攬下來；療癒性質的工作少得可憐，生活作息與飲食習慣卻改變許多，

從原本身穿套裝、踩著高跟鞋、追著股票的都會女性，搖身一變成為素顏、著棉麻寬鬆衣褲的療癒系女生。整個人慢下來、瘦了一大圈，我的自我認同不再來自於我做什麼工作或擁有什麼能力。

我第一次明白生活的一切隨時可能改變，根本不需要被所謂的定義僵化。忽然之間，生命的意義再也不是去抓取什麼物質，或是以成就換取自我價值，也不是靠各種努力與作為得到認同和安全感。生活本身就是毫無目標地全情投入，在我每日與晶礦靜心並感到一股前所未有的自在與喜悅時，接到一通來自陌生人的電話；聊幾句（其實比較像是質詢）後，我被邀請前往深圳三個月，進行科技公司的內部英語培訓，不僅包交通和住宿，還要給我一百萬！莫名地解除負債，再次踏上異鄉的新生活。

之後還發生了許多高潮迭起的故事。

我至今還沒改掉一進水晶礦石店就有可能花光現金或刷爆信用卡的習慣，或一看到他人家裡的水晶，甚至是看見風水易經館中的晶礦亂放而忍不住親手重新擺陣……所幸我已從對水晶礦石一無所知、單憑直覺拍板的小女孩，經歷 16 年的淬鍊，跟隨過數十位能量學、家

族系統排列、譚崔、靜心冥想、頭薦骨、色彩脈輪學、生物能呼吸、創傷治療身心學、覺醒心理學、現代心理占星、原型與本質占星、能量療癒、薩滿能量、TA 溝通分析、腦神經科學音療、舞動治療等領域的國際大師學習，成長為踏足埃及、希臘與巴西等古文明與神話發源地，且擁有眾多能量工作經驗的療癒師。

今天，我想透過這本書分享的不只是晶礦和儀式相關的知識，還有一份發掘的歷程——發現自己、發現晶礦、發現宇宙與自然的週期，以及每個人和萬物的連結。相信每一位閱讀此書的你，都能在獨一無二的連結與探索當中，找到生命賦予的意義。

Chapter 1

基礎應用篇

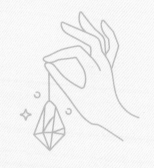

Crystals & Gems

水晶礦石的介紹與療癒功能

　　千百年來，水晶與礦石深受人類文明重視，可謂是大地歷經時間與變遷生成的禮物，一方面十分珍貴美麗，另一方面擁有獨特的振動頻率和能量，可療癒身體、心智，甚至是靈魂。從古老的美索不達米亞文化到古埃及、古希臘與羅馬文明、中國古代、瑪雅人和北美原住民，都曾留下使用水晶作為祈願與治療的記載。直到文藝復興時期，歐美文明受到主流宗教的影響，人們開始相信晶礦的療癒特性來自於天使，那些後來被統稱為「薩滿文化」者便不再普及民間。

　　約莫四五十年前，以水晶作為能量療癒的法門再次於歐美國家崛起，加上現代科技具備的各種頻率測量儀器，雖然尚未得到傳統醫學的認可，但晶礦的能量與它們可能帶來的益處已經變得不再那麼玄祕了。

✳ 什麼是水晶？

水晶（crystal）一詞源自希臘語的「冰」，是地球上的天然物質——氧與矽在環境中經過時間的孕育凝聚而成。這些自然產物實際上包含水晶、寶石、礦物與岩石，它們有著不同的物理結構和特性，只是被通俗地以水晶作為總稱。

但若是想要了解它們如何使用、保養和存放，以及在購買時如何識別真偽，就需要知道其中的基本差異性，比如常見的天然石英與瑪瑙均屬於六方晶系的水晶，硬度較高。又如，屬於隱晶類的瑪瑙也可算是礦物和岩石。

寶石是指被切割且拋光過的水晶、礦物或岩石，切割過的鑽石囊括了水晶、礦物或岩石這三種標籤。礦物是天然形成且具有特定規律的化學結構，僅是未達到結晶程度，蛋白石和螢石便屬此類；加工後它們可以成為昂貴精美的寶石，卻不是真的水晶，硬度比較低。岩石則是由不同礦物聚合堆積組成，例如大理石是變質岩、黑曜石是火成岩，但兩者都不算是水晶，硬度也偏低。

✳ 晶礦龐大的家族分類

晶礦又可分為結晶質與非晶質（amorphous）兩類。結晶質內部的原子排列有其週期性，依循特定規則生長成結構對稱的物質，且其外部具有規則的幾何外型。若原子排列規律且結晶化，礦石的能量就會

相對穩定。而非晶質的原子排列不固定，會帶來不同的能量變化。

　　結晶質的原子排列方式固定亦會決定晶體的獨特形狀。依據晶體結構方向不同、結晶軸長短和晶軸間夾角等關係，又可區分為不同晶系（crystal system）：如等軸晶系、正方晶系、六方晶系、三方晶系、斜方晶系、單斜晶系和三斜晶系。

　　晶體結構會賦予礦物不同的特性，例如鑽石與石墨的原子都是碳，卻因生長環境不同，一個經歷高壓、高溫，最終形成稀有罕見且能量非常高頻的鑽石。而非結晶的石墨卻因質地脆弱，難以承載匯聚太多能量。由此可見，水晶的晶體結構必然會決定其能量屬性與價值。

✳ 晶礦的簡易使用分類

　　晶礦具有不同的顏色，這取決於內含何種礦物、化學成分和雜質。不只如此，還與吸收的波長光線有關，例如全面吸收光的晶礦，外觀呈現黑色，不吸收光者呈現透明等。這些晶礦的外觀顏色與透光性的差異除了會影響吸引力，也定義其能量與療癒特性。

　　晶礦大致上可以區分為：不透光的和透光的。不透光的晶礦可抽出毒素及負能量，透光者則可增加能量與活力。

晶礦顏色	適合的脈輪	功用
白色或透明的	大多適合所有脈輪及身體部位	用來增加能量
紫色系	適用於第三眼和頂輪	有助於打開直覺力並將人與靈連結
金色或黃色系	適用於臍輪和太陽神經叢	可以帶來正面的能量與想法若將金色透光的晶礦置於海底輪能開啓物質豐盛
紅色系	可以用在海底輪或心輪	支援心與性的敞開和連結，亦可增加力量與扎根
藍色系	適用於喉輪或第三眼	啓動溝通管道並和靈性連結
綠色系	一般適用於身體不同部位或脈輪的修復，特別是心輪	帶來生理與情感雙重層面的療癒
銀色系	適用於腿部、雙腳和海底輪	達到扎根和吸引豐盛的效果

黑色 或灰色	適用於海底輪或任何有強烈創傷或負能量的部位	一方面用於扎根，另一方面移除負能量
粉紅色系	適用於臍輪或心輪	能開啟慈悲心與自愛，同時可平衡情緒
橘色系	適用於海底輪、臍輪及太陽神經叢	能打開這些脈輪並重新扎根

　　北美的原住民曾將水晶置於枕頭下方來催生夢境，以探索意識，並將大型的石英當作透視水晶，用來預知未來。而現代科技大量使用水晶來傳輸能量，像手錶、感測器、變頻器、鐳射、超音波等精密醫療儀器內部結構都會用到水晶，可見從形而上學到現代科技，水晶代表的意義與使用一直都隨著人類與社會生活持續進化。

　　其實一個人不需要鑽研龐大的資料就能在生活裡運用晶礦，這本書將最常使用在儀式裡和許願中的晶礦做基本介紹，有了這些基礎概念再配合個人的直覺與喜好，你會更容易去選擇自己當下最需要且最能支援到自己的礦石。

選擇適合自己的晶礦

　　市售的晶礦五花八門，對於新手來說真的很容易眼花撩亂。原則上，建議你可以按照「招財、招桃花、助事業」這幾種大方向的需求來選擇就會簡單許多。當然你也可以更細緻一些，依據脈輪能量系統的幾個主題來選擇相對應的顏色的晶礦，針對性地給予身體和能量體所需的加持。

　　不過無論是水晶療癒還是魔法許願儀式都相當重視「直覺」與「連結」，我將介紹簡易的直覺式選擇晶礦的方法。

✳ 直覺式水晶選擇法

以直覺來選擇晶礦其實就是看它符不符合你的眼緣了！前面提過，小時我第一次逛晶礦首飾店，莫名地選擇紫水晶和黑曜石這兩種完全不符合小女孩審美觀的手串。那個時候的我還不知道自己屬「敏感體質」，卽晚上睡覺經常會遇到「鬼壓床」；長大後經歷多方面身心療法（body oriented psycho-therapies）與能量學（metaphysical studies）的探索和學習，才能明白那經年累月的睡眠不佳現象，很可能源於神經系統的慣性緊繃，以及精神耗弱所導致的生理感受。能量純淨與否完全是另一個層面的現象，不應相互混淆或以一概全。若整合生理與能量振動頻率，紫水晶有助於神經系統放鬆，自然地成為絕佳的冥想石；黑曜石則有穩定與保護作用。由此可見，小時候的我，全憑直覺亦能符合自己當下的生理與能量需求。

成年後的我曾有很長一段時間，只要進入任何一間晶礦店裡，都會被靑金石吸引住。在這之前，我尚不知道它與我一直很喜歡的埃及古文明有著很深的淵源，直到多年後，自己前往埃及探索金字塔與各座神廟時，才眞切地感受到靑金石與我的深刻連結。這些親身經歷讓我相信：每個人的感受力與直覺力都可以被開發，且能運用它決定當下所需要的晶礦。

Step 1

　　以直覺選擇晶礦除了視覺上的吸引與喜好外，亦可運用其他感官知覺來判斷。建議將晶礦放在不常使用的那隻手中（例如習慣右手寫字的人請使用左手；若你是左撇子的話，請使用右手），並握住放在胸口前方，花一段時間去感受它帶給你的感覺。你可以觀察一下自己：

（1）你是否覺得亢奮，還是變得平靜？

（2）你是否感到情緒波動、焦躁，還是思緒像汙泥般在水
　　　中逐漸地沉澱、靜止？

　　當然，「沒有感覺」也是一種感覺，但是這絕對非意味著你跟此晶礦無緣，可能只是你和它無法在短時間內建立起能量上的連結。

Step 2

　　你也可以握住晶礦再閉上眼睛。視覺是一個能量外流的感官，當人將雙眼閉上，很容易將專注力帶回自身內在。其他感官（聽覺、嗅覺、味覺、觸覺體感、心靈感受）的接收性會進一步被打開，此時，你可以探索並感受一下與晶礦連結所帶來的感受，和先前未連結時有何不同。

Step 3

　　除了胸前的位置外，將晶礦置放在眉心前方也是一種測試與晶礦連結的方法。眉心這位置對於能量的感應特別敏銳，不過在這位置接收到的訊息更傾向於畫面或是不帶有情緒的意念或想法，而非觸覺或體感。

無論是在哪一個位置，因爲你已經在過程當中主動、邀請，且與晶礦建立連結，便能據此判斷這是否爲當下你想要一起工作的能量物品。對於新手來說，建議避開那些讓你感到不舒服的晶礦，而選擇讓你覺得輕鬆、穩定、清晰，甚至是愉快和敞開的晶礦。

　　以我自己爲例，我是神經系統非常敏銳的人，許多高頻能量的晶礦對我來說，並不適合用來配戴或貼身使用，例如這幾年非常受歡迎的赫基蒙水晶和閃靈鑽，我握著它們會感受到心臟幾乎要從胸口跳出來，且手心發熱、思緒快速，有點「魂不附體」的狀態。但同樣屬於高頻率水晶的超七或捷克隕石，卻能讓我在一小段時間的刺激後，逐漸感受到能量場域開始擴張，並在展開放大後進入安頓、沉澱的狀態。藍晶石則可以在不過度刺激神經系統的情況下，迅速協助我進入放鬆和穩定。

　　不同晶礦給人帶來的感受是非常個人化的，同時需要注意：人的能量狀態絕對不是恆常不變的。你可能配戴某晶礦幾個月後，便不再需要貼身使用它，這或許會和你自身的變化有關，因此鼓勵你多嘗試，並記錄下自己和不同晶礦連結的感受與感知變化。這些紀錄會幫助你更多且更好地瞭解自己的能量，亦能和晶礦建立更良性的運用關係。

　　此外，值得一提的是，有些人在水晶礦石數量多的地方會感到頭暈。我自己到某些晶礦店時，也會出現發熱、冒汗或不太舒服的反應（如肚子痛），但在寶石首飾店卻完全沒有任何症狀出現。這是因寶石店的晶礦純度高，能量相對集中且穩定，而售賣大量原礦的店鋪通

常未淨化過晶礦，或者未將它們整齊分類安置；儘管風水店號稱有將其淨化過，也可能程序不完整，或是未定期處理，所以神經系統比較活躍或平時睡眠品質比較差的人就容易產生不良的生理反應；能量體邊界感較薄弱的人若身處這些地方，比較容易受到混雜的振動頻率影響，產生不良的身心反應。建議有過類似經驗的朋友，若打算前往晶礦店可以穿著黑色或深棕色的衣服，使肉體層面先帶入扎根與保護的振動頻率，或者配戴防輻射與電磁波的物品，減輕潛在的干擾。

常見晶礦的功效與應用速覽

力量健康系

茶晶	連結大地的能量、扎根
紅玉髓	支持扎根、物質豐盛
瑪瑙	調和情緒失衡、扎根
石榴石	帶來創造性的能量
血石	促進淨化清理、身體療癒
赤鐵礦	支持扎根、物質豐盛

桃花人緣系

玫瑰粉晶	吸引更高的愛、戀情
紅紋石／菱錳礦	打開心、療癒情傷
珊瑚	連結古老、薩滿的智慧
珍珠	連結智慧、陰性能量
紅寶石	發展較高脈輪、創造力
草莓晶	調和關係、提升愛的力量、吸引姻緣
蛋白石	促進情感療癒
月光石	平衡情緒、喚醒透視能力、直覺

財富事業系

黃水晶	連結智慧、療癒第三脈輪
虎眼石	支持扎根、開啓力量、平衡第三眼
琥珀	連結古老的智慧、力量
玉／翡翠	代表帝國和皇家、古老的智慧
黃鐵礦	吸引物質豐盛
青金石	促進更高的表達
蘇打石／方納石	打開喉輪

潛能開發系

碧璽／電氣石	靈性開啓
托帕石	促進自我表達、音樂及藝術的天賦開啓
砂金石	療癒身體的疾病
綠松石	連結不同向度的溝通、薩滿能量
海藍寶	連結上師與靈性引導者、打開喉輪、歌唱的管道
橄欖石	帶來療癒
舒俱萊石	打開第三眼
鑽石	喚醒通靈力、帶來清晰
祖母綠	連結上師、靈性引導者、陽性能量

療癒保護系

紫水晶	促進靈性成長、深化靜心
白水晶	淨化與清理、促進頂輪的活動、所有脈輪的敞開
方解石	切斷能量索、清理負能量、爲其他水晶充電
孔雀石	帶來情緒的平衡
黑曜石	喚醒蟄伏的潛能、清理負能量、扎根
魚眼石	連結天使

晶礦的淨化與保養

晶礦具有吸附和儲存指定能量的特性，而能量可分成正面和負面，因此定期淨化正在使用的晶礦並且為它們充電是非常重要的。

通常「滿月」是淨化與充電的最佳時機。當然你若剛入手一些晶礦，就不需要等到滿月才淨化。淨化與充電可以採用幾種不同方式：水、火與光。這三種自然元素的淨化與充電效果都不同，在條件允許的情況下建議你可以嘗試看看，去感受和探索晶礦的變化。

✳ 水淨化法

以水淨化包含實際上的清理，先將灰塵與汙垢去除是必須的。然而有一些晶礦的組成與物理結構並不適合碰水；莫氏硬度 6 以上的晶礦通常以水清洗，甚至浸泡都不會有任何問題，但硬度 5 以下者就不

能泡水了，例如透石膏。水是指自來水或蒸餾水，並非含鹽的海水，甚至是自製的鹽水。坊間有不少以海鹽或食鹽水淨化晶礦的錯誤說法，如紅玉髓，即便其硬度高達 7，若將之浸泡在鹽水裡，必然會破壞它的顏色與結構性，因此一定要謹慎確認自己擁有的晶礦物理屬性。

若用乾燥的岩鹽或海鹽來淨化不會對晶礦造成破壞，但需要的量比較大，建議還是購買與石英水晶結構相似的瀉鹽（epsom salt）來使用。它的功效跟鹽燈差不多，擺放幾盆在居住或辦公環境的角落中便有淨化的效果，過了一陣子，待其受潮或弄髒再丟棄，也不致於造成環境汙染或產生太多花費，十分方便。

那些硬度 6 以上的晶礦則可以帶至大自然裡淨化，用溪水洗滌或是稍微浸泡一下是極佳的淨化與充電方式。只是在水流湍急或海浪波盪的地方必須謹慎、握緊你的晶礦，或者拿有深度或有蓋的容器盛裝好，否則一旦晶礦渴望回歸自然，在水裡縱身一躍就跟你說 bye bye 了。用海水淨化也非常的棒，就是需要謹慎確認你的晶礦不含太高的銅或其他易鏽金屬成分，不會被海水裡的鹽分腐蝕，同時還得具備較高的硬度。一般來說，石英家族的白水晶、黃水晶、紫水晶、粉晶、鈦晶都沒問題。

水的淨化法我個人最喜歡使用英國品牌 Aura Soma 的大師精華 Serapis Bey。這種淨化能力強大的精華也是不少資深水晶治療老師所鍾愛，無論是首飾配件還是小型原礦，只要滴上幾滴在晶礦表面，再將其搓開，立刻能感受到能量上的變化。同時 Serapis Bey 也具有幫晶

礦充電的功能，擁有雙重功效眞的十分方便。此外，我也運用 Aura Soma
其他顏色的大師精華來爲我的晶礦充電，基本上會選擇顏色與能量振動頻
率相對應的產品來做搭配，如果晶礦的量或體積比較大，可用盆子盛滿水，
滴入大量的 Aura Soma 精華讓它們浸泡一會兒，再洗去表面灰塵，可將它
們完整地淨化與充電。

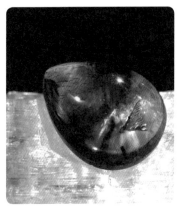

圖　超七屬石英家族，可使用
水淨化法

＊ 火淨化法

　　那些絕對不可以泡水的低硬度礦石與銅礦、鐵礦家族，採用火的淨化
法是最佳的選擇。燃燒白鼠尾草或祕魯聖木 Palo Santo 的煙就能用來淨化
晶礦。傳統的藥師、巫醫或是薩滿也會用雪松或薰衣草等來燃燒，以其薰
香來淨化人或物品。先依自己方便購買到的薰香來進行，也可以不同草藥
嘗試看看，再根據你最喜歡的效果去選擇。多試幾種便可察覺火淨化法與
水淨化法在能量上產生的差異。火淨化法也可以用在較硬的石英水晶和其

他療癒用的晶礦上，我個人的經驗是：吸附型的水晶需要先火再水，若硬度不夠可單用火淨化法；而放射型水晶只需單用水淨化法即可，除非是轉手易主，否則不太需要用到火淨化法。

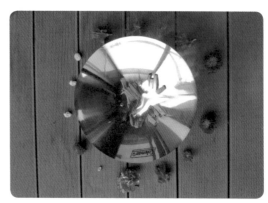

圖　火淨化法

✳ 光淨化法

再來就是光淨化法，自然的光淨化法可分為日光和月光，其中日光和水淨化法一樣有些限制需要特別注意：硬度較低且半透明的水晶受到強光照耀會受損或變色，例如方解石、透石膏和天青石。而紫水晶與它的近親紫黃晶、黃水晶雖然硬度高，但日光曝晒會讓它們褪色；其他淺色的晶礦像是海藍寶、螢石、紫鋰輝與綠柱石也得避免強烈日光照射；而紅玉髓與赤鐵礦這種鮮豔的深色晶礦就不會有任何問題了。

日光曝晒法約莫在日出到正午期間都可以進行，時間不需要太長，兩個小時就足夠了。採用月光來淨化與充電則需要比較長的時間，通

常需費時四至六小時，在月亮能量最強的滿月來進行是最合適的了。

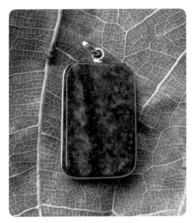

圖　大理石可採光淨化法

其實只要是能看得到大部分月亮的夜晚，像是盈凸月和虧凸月也可以。連續幾晚讓晶礦受到月光的滋養，效果會更好！在春季與秋季，即太陽曝晒不多的時節，可以選擇在晚上將晶礦放在照得到自然光線的窗邊或花園中，讓它們整個夜晚到隔天中午 11 點之前接受日月光線的洗禮，你會發現這樣的光線接觸能讓晶礦能量煥然一新。

✳ 其他淨化法

除了上述三種基礎晶礦淨化與充電方式以外，音樂、晶洞、水晶板，和意念也能用來調頻或喚醒、重啟晶礦。針對初次使用晶礦的朋友，我建議先以水或火淨化法作為「歸零」或「重置」，接著再用指定頻率的音樂或意念與晶礦調頻。現在許多線上音樂平台很容易找到

冥想用的特定頻率音樂，這些都可以用來替晶礦調頻或充電，我也經常使用有水晶缽的靜心音樂幫晶礦充電，效果非常好，感覺一屋子的晶礦能量都鮮活跳躍起來。意念調頻的效果則需要多一點經驗來嘗試和練習如何與晶礦調頻，最基礎的方式就是用意念想像不同顏色的光，把這樣的振動頻率帶入晶礦裡，其他的意念調頻法我會在月亮週期的儀式篇章中做解說。

　　晶洞、水晶板或是任何體積較大的水晶簇也可以用來淨化體積小的晶礦或水晶首飾。一般常見的就是紫水晶洞，而大塊的白水晶簇或大片的透石膏也有不錯的淨化與充電效果。坊間有以白水晶碎石淨化的說法，我試過效果不是特別理想，主要是因市售的水晶碎石在加工過程可能在能量上受到比較大程度的破壞，對於新手使用者來說比較難判斷它們的狀態，因此還是建議採以大型原礦、晶簇或骨幹水晶、水晶板或晶洞更為妥當。

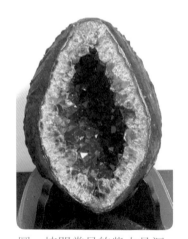

圖　坊間常見的紫水晶洞

脈輪系統簡介

　　其實大部分的水晶療癒法門建立在脈輪系統的基礎上，特別需要注意的是某些脈輪的顏色範圍比較廣，且不同的脈輪系統會含括多種顏色（例如心輪除了綠色以外也包含粉紅色）。而有些晶礦本身顏色多樣，所以並非一種水晶僅對應一個脈輪能量，在此提供一個比較容易理解的介紹。

✳ 什麼是脈輪能量

　　Energy 可泛指宇宙生命能量，它和道家修煉法門裡所謂的「氣」、印度瑜伽傳承裡提及的 Prana（生命氣息），以及西方心理分析學家所指的 Orgone（宇宙能量）是同一種概念。宇宙萬物不僅有人和動物這樣的生靈，就連花草樹木與水晶礦石都擁有其獨特的頻率，它們也不會在物質形體隕落後立刻消失。人類自文明發展以來，一直對能量學

的運作和使用努力地探索和研究，這是因爲它不但對社會發展演進有關鍵性的影響，亦對個人的健康與生活品質方面十分重要。若能對自己的不同能量中心與能量體的狀態有一定了解，甚至進一步養護，相信對於提升一個人的生命品質很有幫助。

幾千年前的印度發現了脈輪，脈輪運轉能支持生命能量流動，而生命能量是一種性能量，當這些能量中心運作良好時，你的生命力流動會非常順暢，感覺會很好——可感受到放鬆、自在、喜悅、和諧、自信、充滿活力。

每個脈輪都是一個人生命能量的不同示現，不同的能量會創造出各式不同的生命狀態及生命體驗，例如運動健身、關愛照護小孩、工作、與伴侶的親密關係、隨著音樂起舞、拜訪寺廟、誦經禮佛、教會禮拜、禱告祝願、做瑜伽或冥想等，這些日常的活動都能創造不同的能量體驗。而能量敏銳度的高低起伏會讓這些活動帶來的經驗與感受不同。舉例來說，脈輪若出現緊繃，生活會以困難、問題與挑戰的方式顯現；而能量自然流動的脈輪則賦予愉快且正面的經驗。每個脈輪都與身體及外層的精微能量體緊密相關，這些能量體會形成你的光圈（Aura）與能量場，並時時刻刻與周遭的人事物與環境產生互動。

當然，除了脈輪這些能量中心以及相關的精微能量體外，每個人的內在還同時存在著兩種能量：一陰一陽。這兩股能量的相互作用形成了我們如今的樣子，包括我們的思想、人格與行爲模式。若這兩股能量達到平衡，生命就會顯出和諧、創造力與合一；相反的，若兩股

能量失衡則會導致衝突與矛盾。這兩種能量及其兩極性無時無刻地存在於生活當中——積極或消極的反應、精神或物質的需求、睡眠或清醒的狀態、有意識或無意識的行為。一個人的能量結構會直接影響其與他人的互動和連結，當一個人自身的內在男性與內在女性能量間存在著對立，便會導致日常生活、工作、社交乃至精神、情緒與身體狀態變得緊張、矛盾，甚至混亂。

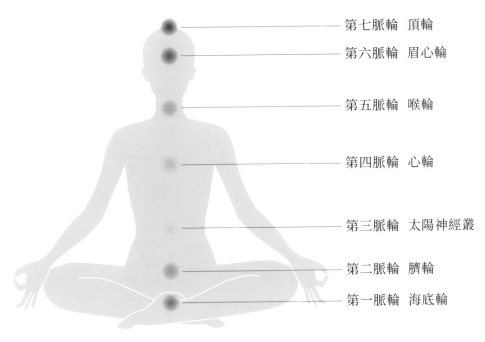

第七脈輪　頂輪

第六脈輪　眉心輪

第五脈輪　喉輪

第四脈輪　心輪

第三脈輪　太陽神經叢

第二脈輪　臍輪

第一脈輪　海底輪

圖　脈輪系統

第一脈輪：海底輪

主題	性（物種繁衍與生殖）、活力、動力、自我實現、自信心、全方位的信任、做出必要決定的能力、追求成功、勇氣、決心與毅力
能量顏色	紅色
身體關聯性	海底輪掌管所有生命基礎功能的腎上腺與身體裡所有體液，平衡體溫

　　第一脈輪是紅色的能量，它是關於我們物質的身體、動物性本能、土元素以及與大地能量的連結。這個脈輪是關於人類的基本需求，它和生存、人的恐懼息息相關，也掌管人必需的食物、基礎開銷所需的金錢、安全的居所與性。它代表一切物質世界的需求，包含一個人務實工作與腳踏實地生活的能力。

 相關晶礦　紅石榴、赤鐵礦、黑曜石、黑碧璽、茶晶、紅寶石、紅虎眼、紅碧玉、次石墨

第二脈輪：臍輪

主題	性欲望與感官性（生殖以外的情感成分）、熱情、信心、連結、友情、社交性、建設性、獨立性、活著的喜悅、助人
能量顏色	橘色
身體關聯性	臍輪掌管脾臟與生殖腺。 第二脈輪的活化工作可以強化運作不良的血液循環、心臟問題、疲勞與倦怠，和平衡能量狀態（過高或過低）。

　　第二脈輪是橘色的能量，它是關於我們的感受體、身體的感官、水元素以及與外在的連結。這個脈輪是關於人的感受與情感連結的需求，和感性與生活的享受與愉悅有關，它影響一個人的感受能力、敏感度、身體感知與性能量。性能量與第一脈輪的物種繁衍動物性需求是不同的，此充滿感官知覺的，也涵蓋關係及上癮相關的議題。

★ 相關晶礦 ★　紅玉髓、紅石榴、茶晶、紅寶石、紅紋石、紅兔毛、琥珀、橙色方解石、珊瑚

第三脈輪：太陽神經叢

主題	力量（個體性與獨立性）、喜悅、慷慨、樂觀、成功、自我展現、興趣廣泛、經驗與情緒／感受的整合
能量顏色	黃色、金色
身體關聯性	太陽神經叢的脈輪和胰腺有關。 這個脈輪的活化有助於刺激身體、智力與神經系統，同時也支持身體的排毒及排泄。

第三脈輪是黃色的能量。它掌管人的情緒體、火元素與情緒。太陽神經叢這個脈輪代表一個人的尊嚴，它意味著「我可以」的自信心，是一個人的個性與力量，在這個能量裡，每個人都是國王與皇后。

✦ **相關晶礦** ✦　黃水晶、黃虎眼、黃鐵礦、鈦晶、太陽石、黃色方解石、黃金、黃拓帕石、黃碧玉、琥珀

第四脈輪：心輪

主題	心與放鬆，同理心、信任、空間感、慈悲、和諧、穩定、適應能力、心靈豐盛、大自然、免疫系統
能量顏色	綠色、粉紅色
身體關聯性	心輪掌管胸腺。 第四脈輪的能量工作能緩和並放鬆心臟與神經系統，同時也對年齡增長的過程（如更年期）有正向的支持。

　　第四脈輪是綠色與粉紅色的能量。它掌管著人的心智體、風元素與想法。心輪是關於一個人的愛、純真、友善與喜樂，它是慈悲、接納、感恩，也就是「臨在」的狀態（presence），在這個能量與維度裡，人能夠同理他人並產生憐憫心。

✦ 相關晶礦 ✦　綠東菱、綠蛋白、苔蘚瑪瑙、翡翠、綠碧璽、孔雀石、玫瑰粉晶、薔薇輝石、紅紋石、草莓晶、天河石、海藍寶、祖母綠、蛇紋石、綠龍晶、拉利瑪、葡萄石、橄欖石

第五脈輪：喉輪

主題	耐心、誠實、可靠、信心、平靜、和平、靜心、忠誠、真實
能量顏色	天藍色、藍綠色
身體關聯性	喉輪與頸部和甲狀腺有關。 這個脈輪的活化有助人體系統全方面的療癒，特別是高血壓、炎症、偏頭痛、失眠與更年期症狀

第五脈輪是天藍色與藍綠色的能量。它掌管人的靈性體、乙太（第五元素）與信念。喉輪代表著一個人的靈魂、表達、創造力與聲音，是關於藝術、靈性和臣服，也就是存在的祝福。在這個能量中，人能夠傳達出自己的靈魂。

✦ **相關晶礦** ✦　藍晶石、方納石、矽孔雀石、天河石、拉利瑪、坦桑石、海藍寶、藍寶石、藍玉髓、綠松石、拓帕石、藍方解石

第六脈輪：第三眼、眉心輪

主題	想像力、洞見、覺察、理解、智慧、啓發、靈力、直覺、覺醒
能量顏色	靛藍色、紫色
身體關聯性	第三眼脈輪掌管腦下垂體。 它混合並融合其餘六個脈輪的顏色與振動頻率，這個中心掌管生命之流、成長、新陳代謝和左右腦的協調

　　第六脈輪是靛藍色、紫色的能量。它掌管人的星光體、精神與夢境。第三眼代表著一個人的內在覺知，它是關於魔法、超自然能力、預知能力及靜心冥想，也就是靈魂的洞見。在這個能量裡，人能夠眞正地看見。

✦ 相關晶礦 ✦	青金石、藍晶石、月光石、方納石、舒俱徠、透石膏、坦桑石、天青石、菫青石、藍銅礦、藍寶石、藍矽銅礦、鋰雲母

第七脈輪：頂輪

主題	靈性能量、物質與靈的連結、靈的轉化、靈魂
能量顏色	紫色、白色
身體關聯性	頂輪掌管骨骺與松果體，能支持兩極能量（紅色與藍色的振動頻率）的連結與互融，這個能量中心會影響所有較低的脈輪。 第七脈輪的能量工作可以溶解整體能量的阻滯，並支援任何一種療癒的過程。

第七脈輪是紫色、白色的能量，它掌管人的宇宙體與神性。頂輪是人與存在的合一、與宇宙的連結，它是關於狂喜、慶祝與開悟。

✦ 相關晶礦 ✦　紫水晶、月光石、白水晶、舒俱徠、白紋石、透石膏、紫黃晶、賽黃晶、坦桑石、鑽石、赫基蒙水晶、紫龍晶、堇青石、魚眼石

Chapter 2

新月許願晶礦篇

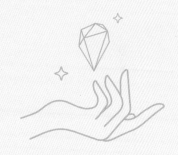

Crystals & Gems

月亮的週期與顯化的力量

在宏觀的天文科學裡，月亮是地球的衛星，它本身不發光，僅是反射出恆星太陽的光芒。在人的物理視角上，月亮的能見度可分為八個盈虧週期，也因為距離近，她小小的身軀居然能夠遮住實際大她400倍的太陽，形成日蝕的現象。作為最靠近地球的星體，月亮牽引著海洋的潮汐及地球上所有生命體的運轉，當然也影響著人類的生活作息、務農和收成週期。此外，在以地球視角並同人類文明和認知一起演進的占星學中，月亮與太陽同樣被視作「發光體」，具有影響情緒、性格特徵與脾性的力量，其狀態映照出一個人成長的家庭環境、母親性格的原型、內在的世界、情感運作模式與核心的需求，每個變化都牽動著我們的親密關係，甚至是飲食的口味與愛好。

在許多古老文明裡，月亮代表著陰性能量、直覺與魔法，她的變化與流動性是智慧的象徵，更是生命與死亡周而復始循環的縮影，人

們相信她能成爲意志與生活目標的引導，指向靈性的道途。本書整理出不同文化傳承的許願儀式與意念校準規則，將月亮不同週期的力量與天然晶礦相互結合，讓每個人都能運用這些能量幫助自己實現夢想，讓生命更豐盛。

　　整體來說，月亮的週期變化對人的身體與情緒都有著不可磨滅的影響，多數人以爲只有女性因生理週期與月亮一致，能量上才會和她有連動性；事實上並非如此，無論是男性還是女性，內在都有陽性能量與陰性能量的特質，分別由左腦與右腦掌管，七個脈輪中心亦有其陰陽極特定的循環結構。以我自己爲例，在我的出生星圖上，月亮落在第一宮，並且是在 29 度這樣的邊界位置，從小就發現自己深受月亮週期變化的影響，像是滿月前一晚與當晚都容易失眠，也很高機率會記得自己的夢境。同時，我的情緒轉變比一般人快，對他人的負面情緒更是十分敏銳，易產生共振；甚至，當月亮落在弱勢位置時，例如行經天蠍座或摩羯座，又或者和火星、土星、天王星、冥王星產生重要相位時，我的生活都會發生不尋常的人際交流，內在情感亦有明顯的波動。我有位對能量商品和儀式不特別感興趣的身體工作老師，他是典型的火象星座鋼鐵直男，他說年輕時總會在新月開始的時候感覺到自己需要獨處，滿月的時候又格外渴望親密，因此經常順著這種內在情感脈衝來決定是否離開女朋友或回到她身邊。可想而知，這種變動與反覆讓他自己和對方都十分抓狂。其實每個人若觀察自己在新月和滿月時的生理與情緒狀態，都不難發現其中有特定的模式與規律。

月亮週期依循其對照太陽與地球位置變動的能見度而定，而有漸盈與漸虧兩種狀態。漸盈階段從新月開始，接著是眉月、上弦月和盈凸月，這四個漸盈的週期最適合著手規劃新的項目、開展新方向、或在工作創新和設定新的目標。因為這個階段帶著一股增長的動力，積極性的活動都能獲得月亮能量的支持。

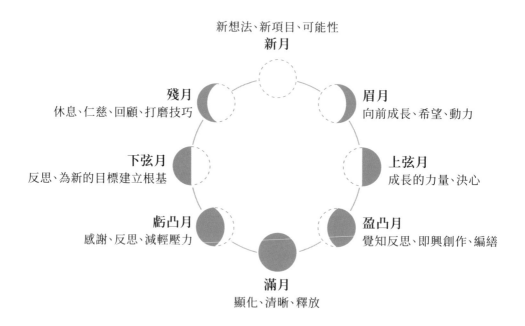

新想法、新項目、可能性
新月

殘月
休息、仁慈、回顧、打磨技巧

眉月
向前成長、希望、動力

下弦月
反思、為新的目標建立根基

上弦月
成長的力量、決心

虧凸月
感謝、反思、減輕壓力

盈凸月
覺知反思、即興創作、編繕

滿月
顯化、清晰、釋放

圖　月亮周期圖

漸虧階段從滿月開始，接著是虧凸月、下弦月和殘月。這是一股收斂的能量，適合釋放、清理、過濾與刪減不合適的想法與項目，甚至是那些不再服務於我們生命的人際關係。當一個人能夠放掉無法幫助自己成長的慾望與期待時，那些被占據的精力與被綁住的空間才能

夠釋放出來，爲將來更有意義的目標與理想所用。

月亮的整個週期是 29.5 天，這個過程正是所有生命的縮影：先是播種帶來的期待、嫩芽新發的喜悅、翠柳抽枝的活力、綻放開花的美好、凋謝枯萎的空無……每個階段都具有獨特的靈性意義。一個人若能和月亮的不同狀態調頻，便能運用這股能量去連結內在核心的潛力與本質。有趣的是，中華文化裡有每月農曆初一、十五拜拜的習俗，這通常會對應到新月（初一，有時候精準時間會落在初二）和滿月（十五，有時候精確時間會是十六）的週期，也顯示出我們的文化裡已包含了關於月亮的魔法，只是不同的季節對應不同的節氣主題。建議將每個月這兩天的心情與思想狀態記錄下來，藉此探索月亮週期對你的影響，也可以作爲選擇晶礦與相應許願儀式的依據。

從占星學的角度來看，每個月的新月，意卽太陽與月亮在黃道帶上的同一個星座形成合相，這個時候可以依據該星座的相關主題來制定新月願望或儀式。譬如 2022 年 10 月 25 日的天蠍座新月，這個週期的主題便可以設定在情緒清理、斷捨離人際關係、工作項目或整理重組投資標的，讓自己能更好地專注在一個夠深入且有眞實意義的目標上；到滿月時，意卽太陽與月亮坐落於對宮的兩個星座，形成對分相，此時適合用來驗收前半個月的努力是否達到想要的成果。又譬如 2022 年 11 月 8 日的金牛座滿月，就可以從物質和財務的安全感、生活與居家環境的舒適度來檢視目前的狀態是否已經達到自己眞正渴望的目標。以此類推，射手座的月分便會和射手座與雙子座的主題有關，像是制定與顯化人生的理想和學習的目標般。

其實也不需要每個新月和滿月都做儀式和許願，可以挑選跟自己的日月星座最相關的月亮週期，比如你是摩羯座（太陽星座），出生星盤上顯示月亮落在處女座，那你就可以選擇自己生日的那個月分（12-1月）和處女座的月分（8-9月）來安排你的新月與滿月儀式。另外你也可以依據那一年的交點主軸月分來安排，像是2022年的月亮交點（南北交）落在天蠍座與金牛座，那5月和10-11月的新月與滿月的能量就會格外強大，這些週期的願望與儀式必然會有更顯著的效果。

儘管不同的古文明與魔法傳承裡的月亮儀式有其差異，使用的晶礦也不盡相同，但共通點都是新月到滿月之間的儀式要召喚增長、推動前進的能量（擴張），而在滿月後到新月前所進行的儀式則要以減少、排除負能量或問題（收縮）為主。只要掌握這樣的大方向，安排你的許願和使用晶礦種類就會變得容易許多。

適合新月的許願作法與晶礦

　　每個月最適合以晶礦來許願的時間自然是新月了！這個時候的太陽位於月亮的後方，導致她面向地球的那面看不見，是黯淡無光的黑暗期，卻蘊含著無限潛力與能量。因為月亮的魔法正在增強，因此你可以揚起鬥志與熱情，乘上這股洶湧的暗潮去顯化你內心深處的渴望。

　　新月無疑是每個月最適合探索新想法、新事業和建立新目標的時候，所有能量皆處於新鮮、乾淨的狀態。正因為一切未可知，因此把意念放在生活正面的事情上會變得格外重要，這時候可以運用水晶陣為你的夢想播種，也可以用特定的晶礦來做正念冥想，為你的意識打開「心」的可能性。提前確實地列出願望清單會是一個非常關鍵的步驟！

　　不同的古老文化與薩滿傳承對於新月適合使用的晶礦都不一樣：

白水晶	驅除老舊模式和任何過去殘留的負能量，讓一切重新開始
黃水晶、紫水晶	支援人在新月時確立清晰的意圖，並提供積極成長和實現目標的動力
綠東菱、月光石、拉長石	能穩定人的心緒，讓你可以帶著信任與信心往前走
海藍寶	具備極佳的顯化力量，又能穩定情緒

這些都屬於很適合用於新月許願的晶礦。

由於新月是月亮週期的開始，能量上它代表著無限可能，因此打算使用哪一種晶礦端看你在這個生命階段最迫切的需求是什麼，你也可以根據功能性或近期比較吸引你的主題來選擇想要使用的水晶。

✳ 一般性儀式

適用於任何目標。

1 選擇這段時間最吸引你的晶礦，或者依據功能性來選擇一種能支持你生命與意識擴張的水晶。

2 若你選擇體積小的晶礦，你可以在新月這一天的晚上，握住它來做冥想與靜心。若是體積較大的原礦或水晶球，你可以將它（們）擺放在你的靜心空間，與它的能量調頻。

3 集中意念與療癒能量校準。你可以同時在所處的能量場域裡播放相應震動頻率的音樂。晶礦對於音樂會有立即的回應，讓自己接受它與音樂的調和或加持。

4 有意識地放鬆身心。從感知腳趾開始，接著擴散這份對於身體的覺知到整個腳，再往上到小腿、內側與外側，接著，延伸往上，清晰地感受你的膝蓋；再繼續往上到你的大腿、內側與外側、骨骼、肌肉、皮膚，甚至是毛孔，然後到骨盆區、整個軀幹、頸部與頭，這個過程是放鬆且緩慢的。發展身體意識的連結能夠幫助你在靜心冥想的過程中保持扎根，也會讓你的能量體更好地向晶礦與月亮的振動頻率打開，保持你整個系統的接收性。

5 想像自己被白光以及／或其他晶礦所吸引來的光芒和色彩圍繞，心中確信你與晶礦的能量一起工作，以達到調和、平衡及療癒的目的。

✳ 基礎財富水晶陣

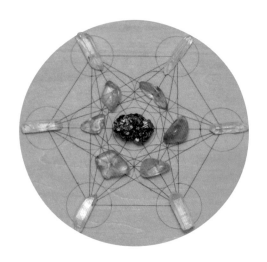

1　選擇你喜歡的金色或黃色系晶礦，它們具有召喚「豐盛」的能量，像是黃水晶、黃髮晶或黃鐵礦。

2　先用較小的晶礦圍繞著較大的晶礦。必須將吸引能量的水晶放在中間，如果這段時間有特別吸引你的神聖幾何圖案，只要圖案與你想要做的許願儀式主旨相符，也可以列印出來放在晶礦的下方。

3　用放大型的單尖水晶來擴大豐盛的振動頻率，像是白水晶或紫水晶，但得確保尖端朝內（吸引）。

4　擺放好晶礦後，專注意念，意識敞開，明確地說出你想要吸引的豐盛目標（客戶、業績、投資報酬等）。

✧ 晶礦的選擇與搭配

晶礦的種類、品質與體積會決定它的能量，因此使用純天然的黃水晶會優於加熱生成的，不過它們的價格存在不小的差距，因此性價比頗高的黃鐵礦是很不錯的選擇，當然招財力 Max 又自帶威武感的黃髮晶或鈦晶是首選！如果你的預算有限，也可以選擇比較大但單價低一些的晶礦，像是金色或黃色的方解石球。我擁有十幾顆直徑 12 公分以上的金黃色系方解石，我將它擺放在工作的環境裡；但若以水晶陣來說，柱狀或尖型的晶礦更適合。

圖片的水晶陣是基礎的組合搭配，你可以依據手邊有的晶礦來調整，或者是根據你的預算購買相應的數量，比如將一顆體積足、純淨且高品質的晶礦放在中間，再用價格比較便宜的招財系小礦石在四周圍繞著。單尖的水晶是很實用的工具，有時候批量購買會比較優惠，有些商家甚至會推出招財組合包，可用它來搭配你最有感覺的主晶礦使用。

許願與意念是一件需要極高清晰度的事，因此目標必須相當直接。例如你想要客戶購買更多商品，你可以給自己設立一個業績目標、想要拓展的客戶族群，甚至是讓用戶畫像清晰，這樣也能幫助他們真實出現購買意願，而你的自信與力量便是促成交易的關鍵。你想要吸引的金錢與財富的使用目的也要越清晰越好，比如你的目的是買一輛車，就要寫下來和說出來；若是想要休假一段時間去旅行，也要把目標說清楚，要謹記：顯化是將無形變成有形，越具象，你的願望越快也越可能實現。

財富許願可以在任何一次新月時執行，但若在金牛座（4-5月）和天蠍座（10-11月）的月分時，這股力量會更強。此外，你也可以選擇自己月亮星座的月分，讓需求與渴望能同頻共振地被宇宙聽見與回應。

★你可以將這個水晶陣設置在祭壇或者辦公空間的財位，記得定時維護晶礦和陣型的清潔。

✳ 基礎桃花水晶陣

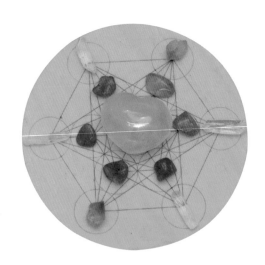

1　選擇你喜歡的粉紅色或紅色系晶礦，它們具有召喚愛的能量，像是玫瑰粉晶、草莓晶或紅紋石。

2　用較小的晶礦圍繞著較大的晶礦，將吸引能量的水晶像是粉晶柱或

是粉晶愛心擺放在中間，如果這段時間有特別吸引你的神聖幾何圖案，只要圖案的意義與你的願望主題相符，也可以列印出來放在晶礦的下方。

3　再用放大型的單尖水晶來擴大愛的振動頻率，尖端朝內（吸引），或者是將小的同質性、對應心輪的晶礦圍繞在四周，並以紅色或粉色的鮮花或乾燥花點綴。

4　擺放好晶礦後，專注你的意念，並將意識敞開，明確地說出你想要吸引的愛或關係目標（什麼樣的對象或哪一種類型的關係）。

✧ 晶礦的選擇與搭配

一般來說，不太透光的粉晶價格都不算太高，你可以購買較大的心型粉晶或粉晶柱來進行你的桃花許願儀式。草莓晶雖然價格相對高出不少，但像左方水晶陣中這種小的草莓晶碎石就很容易取得，你可以多準備一些。

紅紋石／菱錳礦是產量相對稀少的礦石，雖然它的硬度偏低，價格依然不菲。若你很喜歡它，卻有預算上的考量，自然不用選擇寶石級或市售所謂冰種的等級，可以用體積大一些、不透光的原礦來做儀式，或者是使用薔薇輝石的原

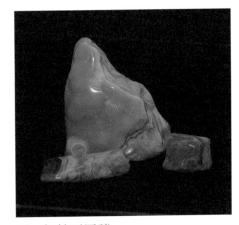

圖　紅紋石原礦

礦也可以，跟隨你的直覺與喜好即可。搭配原則和前述的財富水晶陣是一樣的。

　　桃花與愛情相關的許願是一個很有趣的過程，因為它不像財富那麼具體，有一個明確的金額或者是一種資產（所有物）。這種渴望與情感有關，所以你有可能會在許願儀式過後開始出現一些關於潛在對象或關係的夢境，你比較難具象地許願說要一個身材和長相跟彭于晏或是 Blackpink 的 Lisa 差不多的男／女朋友，當然我不是說這不可能發生，說不定你就是宇宙的寵兒，只是以桃花許願來說，你最好是將關係的狀態，還有另一半的特質明確寫下來、說出來。比如你想要一段很滋養你的關係、你想要一個很欣賞你的戀人，甚至是你想要一個願意為你付出許多物質並穩定支持你生活的婚姻對象，都可以把它清晰地說出來。有時候夢境也可能出現這個人或者是這段關係的場景，如果你會畫畫，也可以將晶礦放在你作畫的桌上，幫助你把這個人與你們的關係畫出來。

✦ 許願時間的選擇

　　桃花許願可以在任何一次新月時執行，但若在獅子座（7-8 月）和天秤座（9-10 月）的月分，愛戀的力量會更強；你也可以選擇自己月亮星座的月分，讓你的情感與安全感更易被宇宙聽見與回應。

白水晶
Clear Quartz

白水晶是透明石英水晶的通俗名稱。石英是氧與矽原子在地球岩漿層或海底熱泉裡所形成的火熔岩晶礦。

世界各地均有出產。主要的商業礦區位於巴西、中國、南非、馬達加斯加、澳洲、加拿大、美國、墨西哥、英國與俄羅斯。算是與地球萬物生靈並存許久,應用非常廣泛,一款入門的能量礦石。

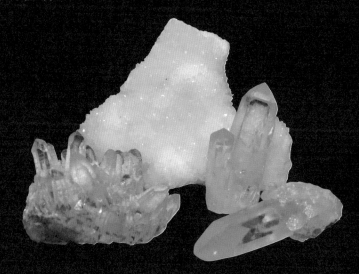

石英是地球上第二豐富的礦物。根據結構可將之分爲粗晶（macrocrystalline）和隱晶（cryptocrystalline），前者在岩體或晶體中有肉眼可看見的顆粒結構，像是玫瑰粉晶、赫基蒙鑽石、白水晶、紫水晶、東菱石與虎眼石；後者就是玉髓，屬於較小且更爲壓縮的石英體，例如紅玉髓、綠玉髓、血石、碧玉和火石。由於石英水晶的礦型種類繁多，國際礦業協會將其分爲兩大類，一種是微量元素內建在晶體（晶格）當中，例如紫水晶、黃水晶和茶晶；另一種則是在石英生成、結晶的過程中混進礦物或液體，如藍水晶、粉水晶、水膽水晶和綠水晶。

由於石英水晶多樣，硬度爲 7，故容易切割、拋光與塑型，自古以來便具有商業價值。此外，熱衷形而上學的人們更是熱愛蒐集與挖掘各類石英水晶的能量特性，像是含有金紅石的髮晶、含有火山泥之類的氯化物幽靈水晶、經歷變質生長形塑的縫合水晶等，不同的特性與稀缺性提高其收藏價值與市售金額。

初步了解石英水晶龐大的族系與種類後，不難發現它的確是具進化性質的晶礦，不論是在外型、顏色或內部結構上，均隨著地球長久以來的變化而發展，加上其能量與用途具備十足的社會性，從人類文明發展中的鐘錶、建築材料、醫療器械與手機零件等，都會使用到它。石英水晶在靈性發展方面更是如此，多會伴隨著人類科技與意識層面的提升。

✧ 能量屬性與用途

在能量上，石英屬於放大型的水晶，對應著人的第七脈輪——頂輪。因具有強大的擴張力量、重新點亮意識之火，並回歸真我，引導人走向開悟的道路，因此非常適合作為冥想靜心的晶礦。一直是儀式中不可缺少的要角，常被鑲嵌在權杖與魔法棒上，亦會出現在組合水晶陣裡。正是因為它除了可放大其他晶礦的能量外，還仍支持與較高意識和神性的連結。

在療癒方面，白水晶適用於各種情況，它具有保護、清理與淨化的作用，可以將之置放在身體主要的能量點與穴位上，排除負面與惡意的能量，促進流動並充電。這不只限於肉體層面，也包括思緒和信念，以期達到身心靈整體的平衡，讓人更聚焦、專注於此次生命的任務。

✧ 淨化與充電

雖然不少資料表示，白水晶自帶淨化功能，不需要被清理，但我親身的使用經驗發現：它其實就是躺在空間的任何角落都會「持續清理不好的能量與頻率」，所以建議：仍請定期煙燻淨化，或在滿月時接收月光的能量。更好的方式是將它帶到海邊或河流，讓大自然幫它重新刷新與充電。如果購買的是較大型的晶簇原礦時，可用來淨化其他水晶與礦石，幫它們充電。若需要使用白水晶來放大其他的礦石或能量物，建議以其平面處對接，再將白水晶的尖端朝向需要接收能量的地方。

✦ **守護星座** ✦　　十二星座均適用

黃水晶
Citrine

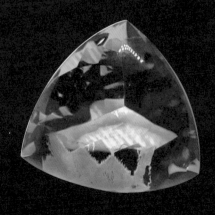

　　黃水晶屬於石英家族，因為含鐵的緣故讓它呈現出黃橙色的光澤，通常會在白水晶礦床中被發現。

　　它的名字源自於希臘語的 κίτρο（citron），也就是我們現在所稱的香水檸檬。黃水晶產地遍佈世界各地，品質最好的多半來自巴西米納斯吉拉斯區、斯里蘭卡與印度。近幾年馬達加斯加出現了十分特別的黃水晶，且祕魯、俄羅斯與美國也發現不少黃水晶礦區。

　　市面上常見有兩種黃水晶，一種是十分普及的黃紫水晶，也就是被加熱處理過的紫水晶或茶晶。它外觀的黃色會相對飽和，雖然也有能量，但大部分情形下仍不如天然生成的黃水晶。黃水晶顏色清透，

是一種透光、整體泛金的均勻淡黃色，和紫水晶或茶晶的市價天壤之別。購買時一定要仔細確認是否為你想要的種類。

從古文明的晶礦使用歷史來看，許多黃色的寶石或晶礦都被統稱為黃水晶，但其可能是金綠柱石，甚至是黃色的拓帕石、黃玉或黃東菱。不過這也證實了黃水晶高頻的能量自古就在世界各地被廣泛使用。

✧ 能量屬性與用途

黃水晶具有放大能量的效果，它對應第三脈輪太陽神經叢，代表豐盛與力量，被認為能帶來成功、增加自信並提昇自我形象，促進創造力與意志力。再者，它能讓思緒變得更清晰，使人對目標的積極性提昇和方向定位更堅定，有助夢想和渴望的顯化，對於新項目或工作的開始也是極佳的支持。黃水晶是極佳的許願晶礦，你可以將自己的願望寫下來，每天早晨醒來一小時內握著它，向宇宙大聲說你的目標，它便能放大這股願力，給予你需要的創意或改變，讓被動的思考與渴望轉變成聚焦與實現。

自古以來黃水晶就是不同文明裡常用於改良風水的礦石，適合放在家中或辦公處的後左方，也就是財位，這個方位由人走進門往室內看來定位。若是經營生意或店面，則可以將黃水晶置於收銀台或儲放現金的地方。

★ **守護星座** ★　♈牡羊座、♊雙子座、♌獅子座、♎天秤座

紫水晶
Amethyst

　　紫水晶屬於石英類，是六方晶系，有放大能量的效果，被視為多功能水晶。天然紫水晶的顏色來自於伽馬射線及晶礦裡的鐵元素，市面上也有加熱處理過的綠紫水晶，又稱董雲石，或者是黃紫水晶，顏色與天然黃水晶不太一樣。

　　紫水晶多產於巴西、烏拉圭、斯里蘭卡以及德國，不過似乎每幾年地球上就會發現新的紫水晶礦床，例如盧安達紫水晶。

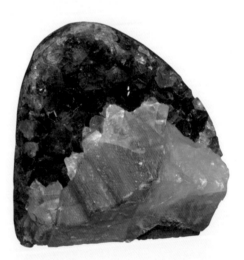

紫水晶的英文源於希臘語 amethystos，意味著未醉。在神話裡，阿梅西施是一名貞節的少女，當她啟程前往戴安娜神殿朝拜的路上遇見了酒神狄俄尼索斯。追求未果的酒神派出兩隻老虎撲向少女，此時戴安娜出手相救，將少女封印在巨型水晶礦裡。不滿的酒神將葡萄酒澆灌在上方，讓原本透明的白水晶增添紫色的光芒。

不過有一些神話的版本認為少女後來變成了紅石榴石，無論如何，紫水晶用來預防酒醉是有其紀錄的：當用紫水晶製成的酒杯盛裝清水時，因光線折射而讓水看起來像酒一般，如此得以矇騙宴席上意圖灌酒的人，避免醉酒。除此之外，這也是出行之人或朝聖者的保平安石。紫水晶也被記載可用來療癒上癮症，除了生理上的上癮也包含情緒層面，幫助人打破受害或受苦模式，助其接納改變並在意識層面中成長。

✧ 能量屬性與用途

紫水晶的能量對應第三眼或頂輪，應用十分多元。它能形成保護層讓人的心智常保清明，且使意識與較高頻率調頻，打開眉心多向度的直覺力。因此紫水晶經常被用來轉化負能量或減輕失眠、多夢，甚至是噩夢的情況；或者用在釋放壓力與焦慮，幫助人更好地開發直覺和創造力，超越固有僵化的認知且與高我連結，使意念顯化，是一款很棒的冥想靜心用的水晶。當你帶著感激和奉獻與紫水晶調頻，便能活化本身的能量場，將宇宙之愛吸引到你的身邊。

★ 守護星座 ★　　♍ 處女座、♐ 射手座、♑ 摩羯座、♒ 水瓶座、♓ 雙魚座

月光石
Moonstone/ Hecatolite

　　月光石又名月亮石或月長石，屬於長石家族，含有鋁、鉀、鈉與矽酸鹽等成分，名稱來自於其光折射產生的月光效應。目前主要的產地包括斯里蘭卡、印度、巴西、緬甸、澳洲和馬達加斯加。

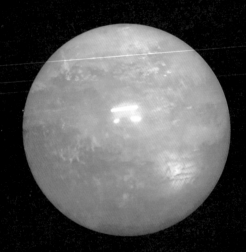

擁有特殊乳白光暈的月光石價值不菲，是最合適用在新月許願的晶礦之一，這是因爲它將大地母親的能量融入配戴者的能量場內，幫助人去觸及內在深處的靈性，具有最高層面自我發現的功效。許願時請讓月光石的能量激發你的直覺力與靈通力，在你自我成長的道路上支持你，或是抓住眼前的機會以自我實現。

✧ 能量屬性與用途

　　月光石幫助人連結更高的向度，包括神性與直覺。它對應第三眼與頂輪，能減少一個人受到日常生活的壓力或外界聲音的干擾，給自己更多的時間與空間來理性思考，而做出恰當的決定。加上它能連結靈感、支持更清晰的自我表達，讓人在面對難題時突破限制框架，找到解決的可能性。

　　月光石有安撫情緒的功效，適合用來緩解關係裡的衝突，促進和平溝通，因此也被稱爲戀人之石，可以守護愛情。此外，它柔和的能量可促進陰性品質的流動與展現，被認爲能平衡女性內分泌系統、提高生育力，且能紓緩生理痛，有助女性氣色佳，也算是低調地招桃花吧！想懷孕的女性亦喜歡配戴月光石助孕。

　　由於月光石的能量被認爲有調和內分泌的效用，細緻且療癒的能量有效支持女性的情緒調節、緩解負面情緒，消融並釋放情緒問題與創傷，讓心靈獲得平靜安穩，讓自己能更從容優雅地面對各種情況。當你覺得自己心浮氣躁時，可以佩戴月光石來減緩負能量。

比較需要注意的是月光石的工作方式，即「放大」，有些人剛開始配戴會異常煩躁，那是因為月光石必須先讓內在不好的情緒釋放出，才能騰出空間讓柔和的陰性品質進入，所以這時候配合一些情緒宣洩的靜心會是非常好的。

✧ 搭配使用建議

月光石與大部分單斜晶系的礦石一樣，具有保護的功效，適合進行水上或夜間旅行的人。月光石是一款極佳的靜心冥想療癒石，它的高頻振動很適合搭配其他晶礦使用，像是透石膏，能透過夢境將人連結到其他維度的領域，支持意識的揚升。若搭配藍晶石、菫青石、藍矽銅礦、坦桑石或藍銅礦也有相似的效果，可以視自身被哪種晶礦吸引來嘗試看看。

✦ **守護星座** ✦　♋巨蟹座、♎天秤座、♏天蠍座

拉長石
Labradorite

　　拉長石屬於斜長石家族，是由歐洲第一批前往加拿大紐芬蘭佈道的摩拉維亞傳教士發現，並以「發現地」拉布拉多平原來命名。因富含各種元素的多層結晶折射而產生的七彩光暈則被稱為拉長石變彩（Labradorescence）。

　　現今拉長石的主要產地為美國、加拿大、馬達加斯加、俄羅斯、挪威與英國。此外，在芬蘭發現一種蘊含全彩光暈的拉長晶礦，被命名為光譜石（Spectrolite），這是非表層反射卻由寶石內部聚片雙晶對光的干涉和衍射才形成的多層色彩光暈。

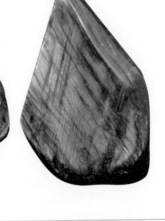

✧ 能量屬性與用途

拉長石被認爲是對應第八脈輪的寶石，即內在蛻變的能量。它很適合在焦慮時，或者是對自己產生懷疑、難以放鬆時配戴，用來作爲靜心冥想石。人們很容易忘記頭腦與思緒產生的影響，在面對困難和挑戰時，頭腦能引發各式各樣的批判，將人拉至與現實越來越遠的地方，導致緊繃與焦慮，而在各種標籤裡迷失。此時，拉長石能支持意識擴展，看見頭腦裡負面信念生成的束縛及限制以外的空間，進而連結到價值感與可能性。就像拉長石灰色表層底下閃爍的七彩光芒般，幫助人的心緒平復。這種鏡射的品質不只是物理層面也是能量層面的映照，在適當的光線下，能看清拉長石的光輝。同理，在恰當的視角，人亦能看見自己與他人的光芒。

拉長石被認爲是能量強大的魔法石，長久以來被魔術師用以作爲變幻、轉移和傳導能量的工具。它的光暈形成一種能量斗篷，得以保護人的身體與靈性狀態，並支援生命天賦潛能的喚醒。

✦ 守護星座 ✦　　♉金牛座、♌獅子座、♏天蠍座、♐射手座、♓雙魚座

東菱石
Aventurine

東菱石又稱砂金石，它的名稱源自義大利語的 ventura，是機運的意思，目前主要產地爲巴西、中國、俄羅斯與西藏。它屬於六方晶系，由石英混合其他礦物所組成，賦予其各種顏色，包括藍、綠、紅、橙、黃或白色，不過以綠東菱最常見。

✧ 能量屬性與用途

石英是其主要成分，故東菱石是一種能量放大型的晶礦，可以依據其外觀顏色對應的脈輪來做療癒工作。藍東菱石能優化溝通與表達，幫助顯化目標，也能提升一個人的自律性；綠東菱則可提升領導力，同時被認爲能帶來成功與好運，亦有促進慈悲心和無條件的愛之功效，故能釋放焦慮的情緒。紅東菱與橘色的東菱石則能提昇一個人的內在安全感，有助於情緒的穩定。白東菱石有促進一個人與其高我之間的溝通和交流，且促進所有脈輪的能量循環與流動之效。黃東菱幫助提高一個人的自信心與執行力。

在新月許願儀式裡通常會使用的是綠東菱，平時可在重要的工作會議中使用：將一塊綠東菱放在口袋裡，能夠幫助你展現自己的優勢與能力。

綠東菱
Green Aventurine

綠東菱是石英家族裡以二氧化矽為主要成分的礦石。它綠色外觀來自於其中的鉻雲母顆粒，目前最主要的產地是南印度。

綠東菱對新月許願與儀式來說是很好的礦石，它代表力量、自信、勇氣與喜悅，能注入樂觀的態度幫助一個人重燃追求夢想的動力，並相信自己有能力在這個世界中實現內心的渴求。它讓人願意跳出舒適圈、抓住機會，去迎向嶄新的道路。

✧ 能量屬性與用途

綠東菱有緩和情緒體的功能，但剛開始使用時，其淨化過程可能會令你有點不舒服，特別是平常緊張時胃部的緊繃與焦躁便會浮上檯面。不過，這是要幫助你成長為一個個體，讓你勇於冒險，才能成就這段生命旅途的意義。

綠東菱支持心輪分享與信任的品質，讓配戴者能享受生活本身，並樂於將自己的能量與經驗分享給親近的人。而這種變化是會往外共振的，令周遭的人能夠感受到你的變化並受到啟發，被感染而想做出改變，這也是為什麼綠東菱經常被認為是正能量發電機，且還是用愛發電。

✧ 開運與療癒

綠東菱自古就被當作是能帶來好運的礦石，透過調和配戴者的能量去幫助顯化豐盛與夢想，帶來新的機會；也讓人意識到生命的可能性。可帶它去競賽、遊戲，甚至是賭場，當然除了年節麻將局和撲克比賽以外，亦可以帶著它去參加面試、進行重要的工作會議或聚會，甚至是第一次約會。

為什麼說綠東菱能幫助顯化正桃花呢？如果一個人希望在生命當中擁有更多的愛，首先自己需要有足夠的空間，因此在獲得新的關係之前，最重要的是釋放掉對過去不好的感情經驗的傷痛與執念，這些怨恨、苦澀通常被埋藏在心的角落，需要被清理任。綠東菱能在你的能量場，尤其是心輪，掃除這些殘留的負面情緒與信念，讓人打開心，重新去信任。

綠東菱是不錯的扎根礦石，和其他深色礦石直接拉回海底輪不同。它助人從頭腦回到心，再由心的感知回到身體和大地，這對於長時間使用手機與平板、暴露在過多數位資訊的現代人來說，是很好的放鬆

與紓緩的晶礦。

在晶礦組合使用方面，綠東菱很適合與青金石或煤玉一起工作，
它們都是千百年來替人們吸引好運與富足的礦石。

✦ **守護星座** ✦　　♈牡羊座、♌獅子座

海藍寶
Aquamarine

　　海藍寶是一種非常稀有的石頭，比較容易在白雲母礦周圍被發現。它是綠柱石的藍色品種，屬於六方晶系，而藍色來自晶礦裡微量的鐵。

　　海藍寶的使用記載可以追溯到西元前 400 年的古希臘，然事實上它早被不同文明使用了兩千多年。目前海藍寶的主要產地在巴西、美國、墨西哥、俄羅斯，但市售價值最高的海藍寶石多來自巴基斯坦和阿富汗。

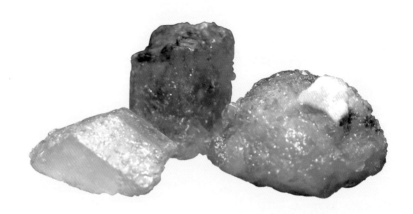

✧ 能量屬性與用途

海藍寶的能量屬於放大型，是絕佳的顯化助力，它能在心與喉輪間建立清晰的通道。而這關鍵的連結得以讓一個人能說出內在的真相、心中的真理。海藍寶還可以冷卻那些令人感到淹沒的強烈情緒，平息焦慮和驚恐，因此能緩解衝突、爭執與分歧。水元素的清澈在晶礦上閃耀著光芒，促使配戴者剝下自我的保護層，允許內在的本質發光。此外，海藍寶還可以促進情緒的刷新與調節，提供頭腦層面的清晰；有時候人的心雖然敞開，頭腦卻仍處於迷霧之中，此時海藍寶就能將「意會」的部分「言傳」。

海藍寶的能量有益於開展智慧，讓知識化為有用的想法，頭腦運轉更加清晰。當一個人敞開的心與清晰的頭腦同步運作時，機會和人脈關係便會源源不斷。這清澈水藍的晶礦象徵著純粹的溝通，每天佩戴有助你與人交談時易使用更正確的用字遣詞，及更恰當的語氣去傳遞重要的想法；即便在意見相悖時，也可以柔和表達，讓關鍵的想法獲得聚焦、有效的傳遞。

海藍寶非常適合從事教育、管理、治療和諮商工作的人，或是經常需要公開發言的人。因為它的能量可以增強一個人對一群人說話的穩定度與信心，是神奇的「怯場退散」法寶，幫助你對外展現自己的價值觀與信念，且更好地調動言詞來進行群體溝通時必要的互動和感染力。

✧ 搭配使用建議

在靈性的層面上，海藍寶具有極高頻的振動，透過平衡並校準脈輪的能量來助人發現並開展自己的精神領域。它與水晶王國其他晶礦並用的效果頗佳，十分推薦與其他心輪系的晶礦一起做冥想，像是薔薇輝石、綠蛋白、玫瑰粉晶、粉紅石鹽、矽孔雀石和綠方解石。將海藍寶與這些晶礦結合使用能打開、淨化、清除，並加快心傷療癒的速度。

✦ 守護星座 ✦　　♈牡羊座、♊雙子座、♓雙魚座

適合滿月的許願作法與晶礦

　　另外一個適合做水晶魔法儀式的階段就是滿月了！當地球運行至月球和太陽的中間時，就會形成滿月的現象，這是月亮週期的中點，此時她的能量達到最高峰；你會更深刻地覺察到自己真實的感受、願景和內心的想法。因此滿月儀式的主題通常跟顯化意念與心願、清晰困難情況與挑戰、釋放老舊模式與負面能量有關。

✧ 滿月能量最強大

　　滿月是月亮最亮、最強大的時候，這圓滿且充滿光彩的時刻最適合檢視成果與收割。你先前設下的意圖會在此刻化為現實，帶著感恩的心收下一切吧。當然這也是放手的時機，借助月亮的能量去檢視過去一段時間的表現，看清楚什麼對自己有利，什麼對自己不利，那些不再服務於你生命的一切人事物都該在此刻拋下。這個階段的能量高

昂，亦非常適合用來淨化水晶與礦石，爲它們刷新和充電。

這個時候也可以檢視那些尚未實現的渴望與目標，在月亮光芒的加持下，將高振動頻率帶到所有你想要加強、顯化意念的地方。如果此時你覺得需要支援，可讓自己和親友相聚或去參加共同成長的團體課程或活動，這是一個人們榮耀彼此、互相鼓舞和慶祝生命的好時機。

✧ 晶礦的選擇與搭配

支持扎根與意識擴張的雪花黑曜石很適合做爲滿月儀式的礦石，而次石墨具有強大的療癒力又能提供保護，矽孔雀石則能帶來寧靜、安撫情緒，又能協助頭腦與思緒的清晰……它們都是這個時期很好的選擇。不過因爲滿月的能量強大，又是一個總結的時刻，所以要使用哪一種晶礦端看你當下或指定階段的具體需求。月光石、白紋石、玫瑰粉晶這些能紓緩情緒又能連結神性與愛的晶礦，自然也能帶來莫大的支持，讓你確信目前的生活處於最佳狀態。

滿月也適合強化你對於生命目標與生活狀態的清晰度，因此白水晶亦可在這個時候使用。此外，以月亮女神塞勒涅命名的透石膏則是能夠捕捉滿月供給的強大光束，讓你可以運用她的高振動頻率來提升自己的能量。自然地，此晶礦也是欲進行滿月儀式很好的選擇。

✳ 基礎淨化與保護水晶陣

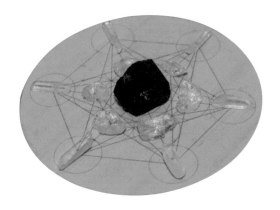

1　將一塊大的黑碧璽或黑曜石放在中央，它們具有排除負能量與惡意的效果。

2　用白水晶柱或小塊白水晶原礦圍繞在周圍。

3　用放大型的單尖水晶來推開你不需要的負面振動頻率，且尖端朝外（排除）。

4　擺放好晶礦後，專注意念，讓自己保持扎根的狀態；脊柱擺正、雙腳踩地，明確地說出你想要釋放和捨棄的人、狀況或能量，將一切交還給大地。

✧ 晶礦搭配與購買建議

　　滿月儀式的裝備真的特別划算！無論是黑碧璽還是黑曜石均很容易取得，體積大一些的價格也不貴。覺得自己有敏感體質者完全可以購買一整袋原礦，將它們隨身攜帶或放置在床鋪下方腳端的位置都很

合適。不過黑曜石是比較軟的火山岩，不耐刮也比較容易破裂；黑碧璽硬度高一些，只是原礦的紋理處必須要謹慎些，過於用力或以重物按壓也可能裂開來；特別是那些能量上欠缺保護罩的人，剛開始接觸這類礦石特別容易發生「破壞性」意外，若真的裂開了就謝謝晶礦幫你帶走一些低頻或負面的能量吧！圖片可參考保護和淨化的水晶陣，晶礦體積與形狀的搭配原則和前述財富與桃花水晶陣一樣。

　　淨化與保護的儀式可能吸引夢境，再加上滿月前後能量高漲，可能使夜晚不容易熟睡，或在半夢半醒間會浮現一些訊息與畫面，這個時候如果做奇怪的夢，甚至是可怕或詭異的夢境都可稱得上很正常，不用擔心，把這些當作是潛意識裡的恐懼在釋放。如果夜晚的夢境遇到重複的主題，可以在白天的時候靜心冥想以支持這個過程：建議選擇白水晶與透石膏這種同時具備能量清理且有「開智慧」功能的晶礦，或許會有些新的理解出現。這些洞見很可能幫助你真正放下或捨棄一些舊有的侷限性信念和負面模式，所以可將這個滿月儀式作為一個淨化與清理的開始，夢境、畫面、想法甚至是情緒都有可能會持續幾天。為了幫助能量更好地去移動與刷新，或許你需要搭配一些情緒宣洩或是舞動釋放的練習，讓意識的轉變能扎根在身體裡。原則上這個階段是能量輸出優於輸入的時候，宛如蛇要脫皮般，讓那些不再服務於你生命的一切離開。

✧ 儀式時間的選擇

　　淨化儀式可以在任何一次滿月時執行，但在雙魚座（2-3 月）和射手座（11-12 月）的月分時，靈性與意識進化的力量會更強。你也可以選擇當年月亮交點的月分，比如 2023 年 7 月中旬，南北交點軸就會離開金牛座與天蠍座，進入掌管自主與關係、戰爭與和平的牡羊座和天秤座，在這些關鍵時間點上，順應宇宙星體的能量去做相關主題的淨化儀式。

滿月是一個很特殊的階段，這是充滿魔法力量的時間，所以我想介紹一些簡易、可搭配水晶進行的魔法儀式。由於薩滿儀式來自世界各地不同的古文明，記載與流傳下來的內容與方式缺少許多細節，步驟也不一致，再加上魔法主要還是強調直覺與傳承，所以你可以選擇自己感覺比較有連結的主題與作法來嘗試看看。

這邊提及的儀式所需要的道具比較簡單，如果你是一個擁有樂器也喜歡唱歌的人，這類型的儀式會非常適合你！你會發現自己在唱頌或演奏／傾聽音樂時，彷彿進入一個更廣闊的能量空間，一切都是可能的，都比頭腦所想與認知的更大，而這一份心的信任與空間會幫助生命穿越任何的侷限或挑戰。

✳ 召喚金錢財富的儀式

1　將鑄鐵爐裝入一半的水，放進一個銀色的錢幣。

2　將爐子放在月光照得到的地方，搭配以黃水晶為主的財富水晶陣（以水晶圍繞著魔法爐）。

3　使用月光石或拉長石權杖將銀色的月光掃進爐子裡，口中念著祈禱文。

　　美麗的月亮女神（Lovely Lady of the Moon）

　　快快將你的財富賜予我（Bring to me your wealth right soon）

　　將我的雙手盛滿金銀（Fill my hands with silver and gold）

你給的全部，我的包都可以裝下（All you give, my purse can hold）

（重複三次）

4　將水倒在地上。

✳ 強化靈識防護罩的儀式

（滿月前的晚上）

1　將魔法爐放在祭壇上，擺放拉長石或月光石為主的水晶陣，紅色蠟燭放在右側，黑色蠟燭在左側，白色蠟燭在後方。

2　在魔法爐周圍灑下一圈草藥：接骨木花、馬鬱蘭、薄荷與芸香草。

3　在小瓶子裡混合精油：丁香、乳香、茉莉與薰衣草。

4　將小瓶子放到魔法爐裡，置放一個晚上。

5　在滿月當天的晚上，泡澡淨化，穿上白袍。

6　在每個房間裡燒起保護薰香，點上蠟燭。

7　面向東方，高高舉起魔法匕首，唸祈禱文：

透過升起太陽的力量，我生命中所有邪惡都結束了（By the power of the rising sun, all evil in my life is done）

8　面向南方，高高舉起魔法匕首，唸祈禱文：

透過正午疾風的力量，終於所有都在我掌控（By the power of the noonday blast, all control is mine at last.）

9 面向西方，高高舉起魔法匕首，唸祈禱文：

透過夜晚黑暗的力量，我的防護堅強，我的盔甲結實（By the power of darkness night, my shield is strong, my armor tight.）

10 面向北方，高高舉起魔法匕首，唸祈禱文：

高懸黑夜的滿月，我並非孤身一人（By Full Moon in blackened sky, I am not alone.）

我的援助近了（My help is nigh.）

女神的雙手一直守護我，讓我夜晚白天都安全（The Goddesses hands around me stay, to keep me safe by night and day.）

去吧！邪惡的靈，這裡不歡迎你（Begone, foul spirits, unbidden here.）

我將你送回。我不害怕，我已然勝利（I send you back. I do not fear, for I have won.）

我已解放，你再也無法影響我（I am set free. You have no further power over me.）

11 將油滴在額頭、心、太陽神經叢、手腕和腳踝。想像一套閃爍著藍光的盔甲將落到你身體上，完全保護著你。

黑曜石
Obsidian

黑曜石最早的記載出現在西元 77 年大普林尼的《自然史》中，然而它被人類用來作為武器和工具的痕跡可以追溯到 7000 年前。在古代，黑曜石因易於製作成箭頭和刀片且非常耐用，而被賦予高的價值。更有趣的是，在玻璃出現之前，黑曜石被拋光的唯一目的就是被當成鏡子使用。

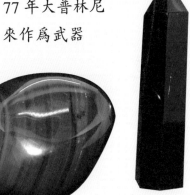

✧ 能量屬性與用途

黑曜石是由沒有足夠時間冷卻成玻璃的岩漿而形成的石頭，這種火山岩具有保護、扎根和靈性傳導的特性。強大的負能量與情緒垃圾清除功能使它被喻為「靈識吸塵器」，可以快速淨化人的氣場和空間。

黑曜石具有穩固扎根的頻率，可以在需要時候提供強而有力的精神、意識保護。黑曜石也能激發一個人各個面向的創造能量，讓創造力融入，活躍於每個行動。創造性的能量對人來說就是需要保持自由流動的，是生命能量的顯現。當一個人減少創造力的輸出時，這些能量會進入休眠狀態，彷彿生活不再需要它一樣，若想要重燃這股能量會變得十分困難，因此最好讓它時刻運轉著。

✧ 搭配使用建議

黑曜石與許多晶礦都能很好地配合使用，它屬於能量放大型的石頭，可增強能量。和煤玉一起使用能帶來雙倍的保護與扎根效果。當你需要進行薩滿旅程或意識探索的時候，這樣的晶礦組合得以保持你在高振動頻率的守護下進入其他維度或空間，並能提供有效的保護。茶晶是一種轉化負能量的礦石，與黑曜石搭配使用能帶來強大的淨化與蛻變，對於人和空間都有轉負為正的功效。黑曜石也適合與捷克隕石一起使用，它們會透過淨空一切來推動更高維度的自我轉化。

✦ 守護星座 ✦　　♏ 天蠍座、♐ 射手座

雪花黑曜石
Snowflake Obsidian

雪花黑曜石的「雪花」來自火山岩內含的白色方矽石成分。這種黑曜石品種主要來自北美和南美的礦區，有一小部分來自非洲和亞洲的產區。

✦ 能量屬性與用途

雪花黑曜石有助於平衡、淨化和扎根一個人的心智、身體和氣場，同時可以啟動海底輪和第三眼兩個脈輪中心，增強人的靈通力，尤其是前世回溯的能力。使用雪花黑曜石做冥想能讓人獲得關於前世的記憶，甚至是影像，而這些過去世的記憶在此刻示現都是為了要支持意識與心智慧力的擴張。指導靈將幫助進行回溯旅程的人從過去世的經驗和課題中獲得此生需要的知識與智慧。

✧ 清理通道與老舊模式

此探索過程所收到的資訊純粹是為了讓你能解決當前所面臨的生命課題。指導靈傳遞的訊息是前世曾經經歷過的困難，於這一世重現的模式，但覺知能幫助現在的你去克服它，成為一個更強大、更永恆的意識。連結這些指引並從過去世學習可能是漫長且具有挑戰性的，但此旅程能帶來很大的收穫；你可能無法在剛開始的連結嘗試中得到太多，但繼續嘗試卻能夠幫助你的意識更放鬆地獲取關鍵的資訊。冥想時建議可以同時使用石化木，因它和雪花黑曜石都是古老的意識工具，能讓人的意識狀態更清明，向天使展示「你已經準備好接收訊息了」。

雪花黑曜石亦有讓人保持腳踏實地和平衡的奇效，它能幫助使用者與地球進行深度連結，讓頭腦免於無休止的喋喋不休，這樣便可以專注並堅定眼前和當下的任務，同時消除分散能量的內耗，對於拖延症有很好的效果。雪花黑曜石能放慢思緒的轉動頻率並將人帶回現實，對那些經常做白日夢的人提供很好的支援。

✧ 搭配使用建議

對於戒掉壞習慣和上癮症，雪花黑曜石是很棒的選擇。它首先會淨化和加強你的心智，進而消除不良習慣對於你的控制和消耗；當它的能量開始運作，你會發現若自己不再經常想著壞習慣或癮頭是如何吞噬和吸取能量，你其實足夠強大到可以忽略甚至超越它。透過淨化

你的思緒並讓它保持專注和扎根，使一切都變爲可能。

　　針對戒掉惡習與上癮，建議將紫水晶與雪花黑曜石結合使用。隨身攜帶二者，將大幅降低你重複老舊模式的風險，因爲這兩種晶礦都具有強化心智和淨化心靈的功效，從而減弱不自主的衝動，讓你不再被舊習慣把控。紫水晶與雪花黑曜石都有提升意識和加強自律的效果，隨著心和智慧力往積極的方向擴展，你自然而然會適應心智清明的狀態並降低對舊習的依賴。

　　✦ 守護星座 ✦　　♍處女座

排毒與清理負面信念的淨化石

次石墨
Shungite

次石墨是一種稀有的碳質非結晶礦石。最初是在卡累利阿共和國（俄羅斯北部地區）的 Shunga 村被發現，而因此以此村莊命名。這種礦物首次於1879年被記載，含有超過98%的碳，後來在奧地利、剛果、印度和美國境內均發現了次石墨。

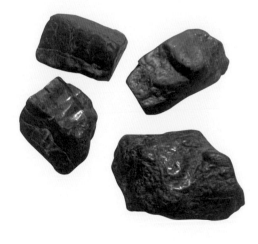

1996 年諾貝爾和平獎授予三位在次石墨中發現天然抗氧化劑的科學家，這種新形式的碳元素被稱為「富勒烯」，自此被用於科學突破。當彼得大帝聽聞次石墨的治療效果後，利用其淨化水的功能在礦區附近建立第一個俄羅斯 Spa。大帝甚至讓士兵隨身攜帶次石墨，以便在旅途中淨化水。

有一種稱爲貴族次石墨更爲純淨，表面呈銀色，這種極爲罕見的礦石價格昂貴，物理結構幾乎完全是碳，導致其他元素的雜質更少。次石墨的導電特性有助於抑制環境裡的電磁輻射。所有常見的家用電器用品或多或少都會產生微量輻射的電磁場，建議可將次石墨放置在電子設備的底部和手機背面，將有助於在不干擾操作的情況下，減少輻射輸出。

✧ 能量屬性與用途

次石墨是一種具有強大療癒力的礦石，能啟動人體的七個脈輪，爲身體排毒並清理負面信念，同時也能淨化氣場。次石墨對於情緒容易失控的人很有幫助，因爲它能將光帶進身體並驅逐負能量。佩戴次石墨製成的首飾或攜帶次石墨礦都可以增加氣場的防護，因爲其具有很強的扎根能量，能幫助使用者連結大地本源的神聖力量。

自古以來，次石墨亦被用來製作成靈丹。古人認爲，將次石墨浸泡在水中一段時間後，其淨化過的水助人長生不老。不過用現代的觀點來看，飲用純淨水有利於細胞生長，並幫助身體排毒，然而還是要留意並非所有次石墨都可以服用，務必購買標示飲用安全的次石墨產品。

✦ **守護星座** ✦　　♋巨蟹座、♏天蠍座、♑摩羯座

透石膏
Selenite

　　透石膏是一種硫酸鈣礦物，爲石膏的結晶透明品種，以塊狀、針狀、顆粒狀、板狀和棱柱狀碎片的形式來結晶。它是瑞典化學與礦物學家 J. G. Wallerius 於 1747 年發現的，用以希臘詞語的月亮命名，象徵著蒼白泛藍光的顏色。透石膏的礦產極其豐富，幾乎在世界各地都可以找到，目前市售的多來自墨西哥、美國、巴西、馬達加斯加、澳洲和摩洛哥。

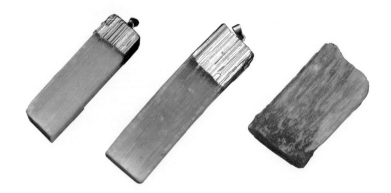

墨西哥北部契瓦瓦州有一個銀、鉛和鋅礦產區，名為納艾卡礦洞。此地因發現大量相當於都市建築物高度的透石膏棒而聞名於世界。礦山入口下方近 1,000 英尺的水晶洞裡蘊藏著人類有史以來發現的最大天然晶體，由於此處高溫達攝氏 65 度、溼度 99%，晶體才能以如此驚人的速度生長。原本訪客可以參觀這個具有紀念意義的晶礦發現地，但後來因潛在的洪水風險而於 2015 年關閉了。

✧ 能量屬性與用途

透石膏基本上就是「物理封裝」起來的純淨白光，是每個修行者和療癒師的必備品。它巨大的能量能夠修復人的氣場與靈妙體，亦有助於消除人在日常生活中吸收到的負能量。使用透石膏在第三眼或頂輪做冥想，可以擴張人的意識和直覺力。而這種擴張的效應已超越了心智掌管之領域，進入夢境的向度。因此，讓人無論是在清醒或睡眠時，思緒、想法和願景都會變得格外清晰。

這些顯意識和潛意識的召喚會對使用者的日常生活帶來直接的影響，推動人改變生命道路的方向以實現更高的意義。除了將透石膏放在床邊輔助夢境的記憶與探索之外，也可以將其佩戴在身上以淨化周圍的能量場。這種礦物不會沾染負能量，還能夠淨化其他晶礦並作為其充電的絕佳工具，只要將最近使用或購買的晶礦放在透石膏附近或上方，便能達到清理的效果。此外，透石膏也能淨化空氣並為空間充能。

✧ 搭配使用建議

透石膏是非常棒的療癒晶礦，可搭配其他水晶和礦物做不同的用途。當它與黑碧璽結合，可以用來做身體層面的療癒。若需要擴展意識或進行其他向度的旅程探索（如回溯治療或進行薩滿旅程等）時，可以將透石膏與矽鈹石、菫青石、藍線石、藍矽銅礦和捷克隕石等高振頻晶礦一起使用。若一個人想要開啟個人意志並解鎖天賦，則可以用透石膏與石榴石或紅玉髓一起冥想，以強化蛻變的能力。若與藍色方解石、矽孔雀石、拉利瑪、藍玉髓和綠松石等晶礦配對，便能打開喉輪的溝通管道，豐富表達能力。

✦ **守護星座** ✦ ♊雙子座、♋巨蟹座

矽孔雀石

Chrysocolla

矽孔雀石是一種含水的銅矽酸鹽礦物，常與孔雀石、藍銅礦一起被發現。它最早的記載來自於西元前315年古希臘科學家泰奧弗拉斯托斯的研究，名字源於希臘語的「金膠」，因為它常用於焊接黃金。目前市面上最美的矽孔雀石多出產於智利、剛果、俄羅斯和美國。

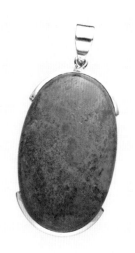

✦ 能量屬性與用途

矽孔雀石是賦予力量、溝通和鎮靜的礦石，有助於降低不知所措時的恐慌感，並且在壓力下或者需要做出艱難決定時，支援使用者保持清醒的頭腦和冷靜的思考。當然，它也非常適合情緒容易不穩定，甚至失控的人。矽孔雀石可助人清楚地傳達出自己的理念，同時提高智慧以將它實現。這種晶礦適合佩戴在靠近喉輪的位置，以最大限度地發揮其功效。

有些矽孔雀石內含石英，這種特殊類型的晶礦被稱為矽化寶石或矽孔雀玉髓。由於石英具放大的特性，它的能量十分強大，使用者能以非常清晰、易於理解的方式呈現自己的內在真相。

✦ 搭配使用建議

矽孔雀石很適合與其他銅矽酸鹽晶礦搭配使用，像是阿霍埃特（Ajoite）、孔雀石和藍銅礦，它們都屬於能量強化石，彼此能協調互助。若是與矽鈹石一起工作則可以極佳地幫助人理解內心深處的渴望，並更好地傳遞這份願景。

✦ **守護星座** ✦　　♉ 金牛座、♊ 雙子座、♍ 處女座

適合眉月的許願作法與晶礦

　　新月之後的階段就是眉月，代表著向前成長、希望和動力。這個時候的月亮右側被照亮，宛如一把閃爍著銀光的彎刀。這樣的月亮有股湧動的能量，意味著往前行進與成長，象徵著種子的發芽。現在是將先前新月時的想法化為概念的時候，加深自己的決心，開始製訂詳細計劃，以支持自己更接近目標並有更好的表現。

　　月亮漸盈是關於探索夢想、帶著信心往前走，一段充滿希望的時期，你可以跟隨自己的心與感受去流動。眉月推動你採取行動，未來才能實現抱負，而綠東菱和綠蛋白帶來希望與信心，賜人前進的勇氣；苔蘚瑪瑙和翡翠這兩種吸引豐盛與富足的晶礦也很合適這個階段；黃水晶也能在這時候幫助聚焦和行動，玫瑰粉晶作為愛之石則能夠助你在實踐當中保持與心的連結。基本上，支持繁榮和成長的晶礦都是這階段的理想選擇。

蛋白石
Opal

　　蛋白石又稱歐泊，英文源自印度梵語的 Upala，是珍貴的寶石之意，傳至古羅馬後演變成拉丁文 Opalus，是匯集各種寶石於一身的意思。這些不同文化的描述都是因為蛋白石經光線折射會形成獨特的七彩色斑，像結合了不同寶石色彩那般五彩繽紛。

　　蛋白石的種類繁多，從稀有的黑蛋白到常見的白色都可能生成驚豔的遊彩光芒。除了罕見且價格不菲的單色蛋白石，像是火蛋白和粉紅蛋白以外，還有其他在移動光源下會閃爍出不同顏色的變色蛋白石。

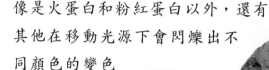

很少有比蛋白石更受神話和傳說影響的寶石了。蛋白石的開採可以追溯到西元前 4000 年，在非洲肯亞的洞穴中與衣索比亞的雕刻裡都可見它的蹤跡，幾乎地球上每個古老的文化都有這種神奇寶石的傳說。

古希臘人認為蛋白石是宙斯擊敗泰坦（更古老的神族）後因喜悅流下的淚水。神話裡還記載它與希臘春天女神（Persephone）有關，能夠帶來新生命並提高生育力。在羅馬神話裡，蛋白石則與地中海女神（Cardea）有關，能保護家人和孩子免受試圖越過門檻的邪靈侵害。澳洲原住民則相信造物主是乘著彩虹來到地球，降落地上的岩石就變成了蛋白石。印度教的傳說則描述嫉妒的母神將彩虹變成了蛋白石。

✧ 能量屬性與用途

幾千年來，蛋白石被認為能帶來好運，賦予使用者神奇的力量，如隱身術、讀心術，還能治癒眼疾。此外，古人還相信蛋白石能調節人體內的胰島素，幫助肝臟解毒和再生；同時它也被認為有助女性分娩和減緩經前綜合症，並刺激膀胱、腎臟和淋巴結。此外，它還能緩解肌肉緊張和下背部、腹部疼痛，也可以改善記憶力和刺激神經末梢，被認為有益於帕金森症患者。再者，據說對患有焦慮症或驚恐症的人亦有幫助，能加快長期患病者或經歷手術者的康復時間。

✧ 開運與療癒

　　整體而言，蛋白石具有激發創造力、自發性與自我表達的功能，是一種與愛、欲望有關的礦石，它能支援使用者擺脫制約與自我設限，釋放內在狂野和冒險的一面。

　　蛋白石繽紛的色彩讓它具備不同顏色的療癒震頻。特定主色的蛋白石能夠連接到對應色的脈輪，對情緒產生強大的影響，有助疏通和重新校準此脈輪的運作，例如綠蛋白或粉紅蛋白石帶有振奮的能量，能治癒心中的傷痛、療癒心碎的經驗，並緩解嫉妒和怨恨。以黃色為主的蛋白石則能激發創造性；以紅色為主的可增強安全感和信心，並提高性欲和生育力；以白色為主的蛋白石則具有平靜的效果並能帶來好運；黑色能帶來保護及扎根的效果，這些強大的功能讓蛋白石堪稱完美的脈輪療癒石。

✧ 淨化與充電

　　蛋白石含水量高達 20%，因此色彩變化無窮，不過也因這樣的組成讓它格外脆弱。在清潔和充電時需要十分小心，不能讓它長時間曝露在陽光下，導致褪色或裂開，也不能放在鹽水裡清洗，化學物質會分解蛋白石。

　　蛋白石可以在泉水或自來水下沖洗，或以鼠尾草或聖木快速熏香淨化，再置於月光下充電。切記：溫度驟變會損壞蛋白石。

它在風水上也被廣泛應用，水蛋白石一般被認為需要置放在房屋的北方以改善職業與生命道路；火蛋白石則得放在房子或房間的南邊，可激發熱情與行動力。從事創意領域工作的人則可將蛋白石放在辦公桌上或口袋裡，來激發創新的想法。

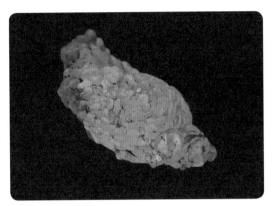

圖　白蛋白石在紫光下的效果

綠蛋白石
Green Opal

綠蛋白石是一種常見的歐泊，顏色從淺象牙色到深綠色都有。它的礦區分布是蛋白石家族中最廣的一個，遍及六大洲。市售最常見的綠蛋白來自巴西、澳洲、美國、墨西哥和祕魯。

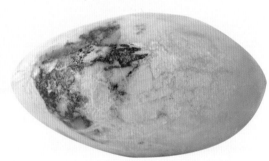

✦ 能量屬性與用途

綠蛋白對應心輪，能夠爲在心碎經驗中掙扎的人注入滋養與恢復活力的能量。對於正在經歷悲傷、關係破裂、嚴重分歧的人，或是剛遇到重大創傷事件的人，綠蛋白會是絕佳的療癒石。它能支持人重新連結曾經擁有的力量，同時鼓勵、提醒使用者向前看，並以此力量重建新生。蛋白石的訊息是：

事實上，人的一生已擁有足以提醒自己具備內在力量的一切。

綠色蛋白石也可以幫助人在情緒激動的時候平靜下來。握住或觸摸它時可感受到舒緩的能量，建議經歷情感煎熬的人以綠蛋白石做日常冥想，它不僅能平息情緒，還可以讓思緒慢下來。在這些艱難的時刻，遠離生活瑣事並把自己放在第一位是非常重要的；持續以綠蛋白做冥想將有助於一個人清除心中牴觸且不必要的情緒，讓心全然地敞開。

✧ 搭配使用建議

對於那些經常放空或做白日夢的人來說，綠蛋白十分有益，它能清空思緒、創造空間去增加對周圍環境的覺知。人們確實經常身處於各種干擾當中，以至於忘記感知環境和接收單純的頻率，綠蛋白能提醒人們活在當下、享受周圍的事物，而不是那些會讓人分心的思緒或想法。因此它也很適合與其他心輪系晶礦一起使用，像是薔薇輝石、綠方解石、玫瑰粉晶和天河石，這樣的晶礦組合有助淨化並打開一個人的心。需要在冥想靜心時扎根的人，建議結合使用黑碧璽、赤鐵礦或方鉛礦。

✦ 守護星座 ✦　　♈牡羊座、♐射手座

瑪瑙
Agate

　　瑪瑙屬於六方晶系的石英家族，最常見的是玉髓，所以它具備放大能量的特性。一般被認為能夠幫助人達成願望。不過因為瑪瑙有著各式各樣的色彩，除了最普遍的紅色以外，還有黑色、藍色、褐色、灰色、綠色、橘色、紫色、白色與黃色，甚至是多色一體，故它的應用層面非常廣。

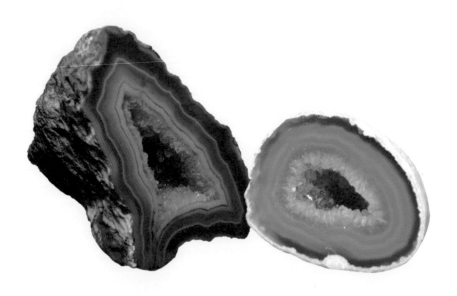

✦ 能量屬性與用途

瑪瑙被認為有平衡情緒、帶來平靜、專注目標的功效。較常使用在療癒工作和許願儀式的瑪瑙，包括橘色或褐色瑪瑙，能支持人在不穩定的時候找到一些自制能力。粉色瑪瑙帶來慈悲，藍瑪瑙象徵真誠，有助於真實明晰的表達與溝通。適合用在眉月儀式的苔蘚瑪瑙則象徵著無條件的愛。

我年幼時曾在花蓮的海邊撿到許多瑪瑙石，亦曾在大陸東北的黑龍江旁撿到不少，雖然很多地方都有產區，但市場上還是有許多人造瑪瑙。最簡單的識別真偽方式就是將礦石放在陽光下，看看是否能透光。

苔蘚瑪瑙
Moss Agate

　　苔蘚瑪瑙屬於玉髓的一種，主要成分是二氧化矽，另有鐵、錳與方鈉石等礦物和微量元素在膠體中，經長時間外在環境溫度的變化，逐漸形成近似自然景色的紋路。除了如水草或青苔以外的綠色，也會夾雜黑色與褐色的花紋；每一塊晶礦都長得獨一無二。

　　苔蘚瑪瑙在世界各地都有產區，包括美國、巴西、烏拉圭、印度、南非、俄羅斯與澳洲，它就像是大自然景色的縮影，讓人精神為之一振的同時也有紓緩放鬆的效果。

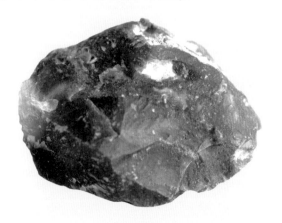

✧ 能量屬性與用途

古時歐陸的農民相信苔蘚瑪瑙能為土地招來繁榮與富足，於是將它掛在農地樹木的枝幹以及畜養牲口的角上，以求好運及豐收。此外，它也被置放在花園裡，甚至是盆栽中，讓花看起來更朝氣蓬勃。這種催生般的能量振動讓古人把苔蘚瑪瑙做為幸運符，放在營業場所能讓生意更加興隆。

✧ 開運與療癒

苔蘚瑪瑙象徵自然中的清新，如流水岩石、陽光穿透綠蔭，很適合用於呼吸冥想練習，幫助你扎根並重新與大地母親連結，也能快速掃除忙碌生活帶來的窒息感與壓力。綠色對應心輪，因此苔蘚瑪瑙可以療癒疲憊的心並將人帶回平衡狀態，重新獲得面對生活的活力，同時因為它能減輕緊張的情緒並增加安全感，也能進一步帶來行動力和勇氣。

如同大部分來自火山礦床的晶石，對應心輪的苔蘚瑪瑙能量比較溫和，能穩定暴躁易怒或情緒容易失控之人，促進配戴者與周遭人的關係和諧；也幫助過度付出或討好型人格者提升自我價值感，更多地將關注回到自己身上，對於一般人則有招人緣的效果。此外，苔蘚瑪瑙蘊含的自然力量能淨化體內與能量場內的毒素、緩和發炎症狀、促進消化、強化心臟與血液循環，進而刷新免疫系統的運作，保護人免於傳染病的侵害，被認為是對整體健康有益的晶礦。

★ 守護星座 ★　　♍ 處女座

翡翠
Jade

玉是兩種礦物的統稱，第一種是軟玉，為硬度 6 的鈣鎂矽酸鹽。最常見的軟玉介於淡綠到深綠色，並混有淡黃色調，但也可能有白色、灰色、棕色或黑色的色調。它常在紐西蘭的蛇紋石礦床和水源邊緣被發現，此外，澳洲、俄羅斯、中國、台灣、加拿大、辛巴威和美國等地也都有軟玉出土。

第二種玉被稱為翡翠，是硬度 6.5-7 的矽酸鋁鈉。翡翠不像軟玉般擁有玻璃光澤，看起來有點霧濛濛，色彩卻非常鮮豔。雖然最常見的是綠翡翠，也有白色、橙色、黃色、灰色、黑色和淡紫色，它最早的紀錄是被中美洲的征服者發現並帶回歐洲。目前市售翡翠主要來自緬甸，但在日本、瓜地馬拉、哈薩克、加拿大、土耳其、古巴、俄羅斯、南美洲和美國等多地也有產出。

區分軟玉和翡翠最簡易的方法就是透過敲擊的聲音測試；用硬物敲擊時，軟玉會發出樂音，翡翠則不會。

✧ 能量屬性與用途

綠色翡翠是硬玉最常見的一種，它是強大的心療癒石，幾乎可以在觸摸時立刻感受到。直接將握住翡翠的手放在胸口，讓能量流向心並注入愛與和諧，消融心裡那些沉重的負擔。翡翠的能量與使心柔軟、包容和滋養的本質共振，因此它能療癒、補給和支持這個脈輪。這股穩定的能量滋潤心之後可以傳遞到整個系統，給予生理、情感和精神三方面的支持；使用綠翡翠的療癒工作能建立起心與心真正的連結和神性的愛。

綠翡翠是代表土元素的礦石，與大地母親有著深厚的聯繫，它能成為親近自然的媒介，讓人連接上大自然的力量並與之整合，這也是為什麼中華文化自古以來就認為翡翠能夠養「氣」，而將它製成各式各樣的髮飾與首飾配件。人的氣場結構像大樹一般，需要將下丹田扎根於大地（自然），而中丹田（心）的穩固與滋養則能促進向上和往外的蓬勃發展，這也是為什麼遠離自然的現代人很適合配戴、使用綠翡翠，以保持與天地自然能量的連結。

✧ 開運與療癒

綠翡翠是少數能轉化一個人周圍負能量並將之釋放為愛和喜悅的礦石之一，這種蛻變的震頻對配戴之人周圍的環境亦有益，因為它能帶來身心和諧，促進個體的穩定性。翡翠能帶來的平靜力量適合那些難以面對的糾紛與衝突情況，或容易被環境裡的能量或情緒淹沒的人，

因為它能幫助人們意識到自己不過是透過肉身的經歷在完成一段精神的旅程，這種對於靈性本質的認知有益於人在物質生活中活出本然的樣子。

✧ 其他靈性用途

翡翠亦是特別適合小孩的礦石，它能保護孩子的純潔和寧靜，讓他們免於世俗複雜的傷害。有鑑於此，翡翠也很適合那些覺得與自己內在小孩失去聯繫的人，幫助修復過去的情感創傷，回歸赤子之心。此外，翡翠也被認為有助於生理外傷的修復。睡前，若將翡翠放在口袋裡能夠讓身體在休息時得到全面的調和。翡翠也是一種有力的夢境石，睡前放在枕頭下，甚至是貼在額頭上，有助於有意識地進入夢鄉，並提高醒來後回溯夢境的能力。

翡翠自古以來一直被視為能吸引富足和豐盛的礦石，也被用來輔助薩滿旅程和星光體旅行。在中國的傳統文化裡，認為玉石能強身健體，且在人死後保護其靈魂，因此考古學家在古代遺跡中會發現大量的玉墜、玉製樂器和各種大小的玉寶石。在《舊約・聖經》中也記載了玉是大祭司和摩西的兄長亞倫胸甲中使用的寶石。

✦ 守護星座 ✦　　♈牡羊座、♉金牛座、♊雙子座、♎天秤座

粉晶
Rose Quartz

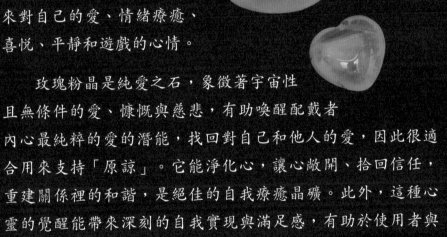

　　玫瑰粉晶屬於六晶方系，盛產於巴西、印度、日本和美國。在能量傳導上有放大的功能，能夠帶來對自己的愛、情緒療癒、喜悅、平靜和遊戲的心情。

　　玫瑰粉晶是純愛之石，象徵著宇宙性且無條件的愛、慷慨與慈悲，有助喚醒配戴者內心最純粹的愛的潛能，找回對自己和他人的愛，因此很適合用來支持「原諒」。它能淨化心，讓心敞開、拾回信任，重建關係裡的和諧，是絕佳的自我療癒晶礦。此外，這種心靈的覺醒能帶來深刻的自我實現與滿足感，有助於使用者與地球、宇宙和神性調頻，讓人能夠將自己的心與他人的心深深地連結在一起。

✧ 開運與療癒

　　雖然第四脈輪（心輪）的基礎顏色是綠色，但許多粉色系的晶礦都能在這個位置發揮很好的效果。如玫瑰粉晶特別適合用在與親密關係有關的情緒療癒與釋放，像是分手、背叛，或者是失去所愛之人帶來的哀慟。這顆能在暴風雨過後帶來平靜的晶礦可幫助使用者的心更有力量，願意再次敞開、與人連結，並增強連結當中喜悅的感受。

　　使用玫瑰粉晶進行冥想時，可以感受到它與心的連結，這是因為它舒緩的能量能護持心並使其恢復活力。接著，心的能量便能擴展到整個身體和所有脈輪，讓其他中心與心純粹的意志達到和諧與平衡。將玫瑰粉晶佩戴在心臟附近，或握在胸口是最容易感受到它振動頻率的方式，也能幫助人更清楚意識到周圍的負能量。此外，玫瑰粉晶會吸引新的愛情和親密關係，也可用來促進與家人和朋友間更緊密的連結。

　　藝術創作者也非常適合使用玫瑰粉晶，它能啟發對一切事物美的體悟，從而刺激想像力轉變成各種形式的藝術。

✧ 其他靈性用途

　　除了戀愛關係外，玫瑰粉晶攜帶女性能量的品質，像是慈悲、和平、溫柔和治癒，有助提供滋養和安撫的感覺。它的振動頻率得以淨化情緒和整體能量場，治癒心的傷口，並促進緊張和壓力的釋放，化解憤怒和怨恨，驅散恐懼和懷疑，重建希望和信仰。

玫瑰粉晶排除負能量後可以在有能量毒素的環境裡形成保護，帶入愛的振動頻率，提升他人對自己的信任與價值感，故它對於一般的人際關係可帶來很好的調和作用。若與人發生爭執或不愉快，便可使用它來緩和自己的心情，重拾對關係的信任。

✧ 搭配使用建議

玫瑰粉晶自古以來便被認爲能夠強化心臟與人體的循環系統，支持體液代謝掉體內的雜質，幫助生病的人恢復健康，同時也被認爲可以舒緩低血壓、支援胸腺與肺相關的困擾、促進腎臟與腎上腺機能，及減輕眩暈症和白血病帶來的不適。此外，玫瑰粉晶還被認爲可以提升生育力，保護母親與胎兒，在孕期降低流產風險。

玫瑰粉晶與多數石英水晶一樣，能夠與所有晶礦協調運作來淨化和平衡能量。若是與翡翠一起工作，心的覺醒會增強，並深化與金星的能量連結。與虎眼石一起工作時有助實現內心的願望，並帶著希望與信心前行；藍虎眼可強化玫瑰粉晶辨別負能量和淨化氣場的能力。與捷克隕石搭配使用時，它會透過心中心和愛的力量爲一個人的靈性覺醒帶來更大的動力。

★ **守護星座** ★　　♉金牛座、♎天秤座、♏天蠍座

適合上弦月的許願作法與晶礦

　　上弦月被稱為半月，這時候的月亮只有半亮，象徵著種子生根發芽，植物形態初步展現。這個階段代表了力量、成長、決心和堅定的意志，繼續堅持執行你計劃的工作。若你對現狀或項目的進展不滿意，這時便該重新確認、積極調整方向，帶著逐夢踏實的心態來做事。

　　這段時期你可能會面臨感到懷疑和恐懼的情況，適時借助月亮的力量幫助你聚焦、克服恐懼，重新回到自己內在的力量中心以迎向挑戰，鼓勵自己往前奔向終點，或是根據實際情況去冷靜檢視，再積極地做出必要的改變。

　　虎眼石和紅玉髓這種類型的晶礦會支持你找到內在的力量和行動力，克服這時冒出來的不自信與害怕，讓你能保持扎根的狀態和堅定的態度。螢石則能幫助你思慮清晰、聚焦目標，且有結構、有效率地按部就班實現計畫。

紅玉髓
Carnelian

　　紅玉髓是一種橙色、泛紅色的晶礦，有些甚至呈現近乎全黑，屬於六方晶體，是石英家族中最受歡迎的成員之一。它的名字源於中世紀的拉丁語 Corneolus，指的是原產於南歐的植物品種櫻桃（Cornelian）。

　　紅玉髓遍布世界各地，目前市售的大多數來自巴西、烏拉圭、馬達加斯加和印度。此外，冰島、俄羅斯和祕魯亦產有此晶礦。

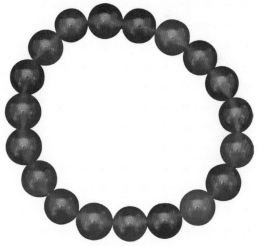

✧ 能量屬性與用途

紅玉髓常見的顏色有棕橘色或紅橙色，對應人體的第二個能量中心——臍輪。紅玉髓對於強化一個人的自我意識、平衡過度的情緒可達很好的效果，同時它也能促進安全感、提升意志力與決心，或者是復甦關係中的熱情。

有另一種肉紅玉髓（Sard）和紅玉髓外觀幾乎相同，但硬度較高、顏色較深。一般來說，玉髓（Chaledoney）較粗糙和密集的部分被稱為 Sard。紅玉髓則是歷史上使用最廣泛的石頭之一，從先知穆罕默德到拿破崙都有記載。古埃及文明相信死者佩戴一條紅玉髓項鍊便能獲得伊西斯女神（Isis）之血對來世的保護。而《亡靈書（*Book of the Dead*）》第二十九章則是被刻在紅玉髓石碑上。據說伊斯蘭教的先知穆罕默德在右手小指上戴了一枚紅玉髓戒指。另外亦曾在考古學發現，於西元 300 年日本鐵器時代，死者的脖子會掛上紅玉髓護身符。再來就是拿破崙一世和二世在執政期間，二人均戴著紅玉髓的印章。

✧ 開運與療癒

紅玉髓之所以被使用了這麼長時間且受這麼多不同文化喜愛是有原因的。這塊石頭具備強大的力量和活力，當一個人的下方三個脈輪中心被紅玉髓帶動起來並連貫運作時，個人意志會開始超速運轉。紅玉髓象徵膽識與勇氣，配戴此晶礦能夠支持生理上的虛弱，或在情緒脆弱的時候重拾力量並連結到熱情，因而它也被認為能帶來好運及成功。

古時偉大的領袖與國王十分重視紅玉髓的力量，並運用它來傳遞最強烈的開創信念，他們的偉業造就了現今的世界。從現代的觀點來看，每個人都是自己的國王、王后和神，有能力自主選擇、表達自己的意識形態並傳遞內心的火焰。過去只能當成一個夢的想法和目標，開啟力量後有可能實現，畢竟是否讓自己的信仰在現實中扎根是個人的決定。

　　人體較低的脈輪中心有種能量形式能定義我們是誰，這是一種基礎。它位於人體鼠蹊部區域，負責召喚、啟動生命能量，也就是一般所說的「性能量」。它的力量不限於物種繁衍和生存的性力，有時候也會保留性能量並轉化、運用它，如此會比為一時爽快去釋放它，更有益於個人的成長。換句話說，人可以妥善運用這股能量並將其引導至更高目標或更大意義的事情上，而不是僅用在單一目的或個人身上。許多偉大的學者和思想家便將其性能量轉化為驚人的創造力，進而改變人類的生活，例如發明家與電學、電磁場研究的先鋒尼古拉特斯拉。而紅玉髓能幫助人快速存取這種巨大的能量潛質，強化蛻變的過程，以更好地實現更大的夢想和願望。建議將紅玉髓放在鼠蹊部做冥想，促進生命能量的流動。

✦ 其他靈性用途

　　紅玉髓適合用在藝術創作方面，甚至是藝術療癒上，讓創作始於不設限的表達。此外，它能讓色彩、細節和符號的象徵意義流經人

的思想和身體，讓這些訊息在畫布上揮灑出來，或是透過音樂和表演藝術等管道將能量傳遞給世界，這才是創造的眞正意義。建議將紅玉髓放置在自己或團隊將想法轉爲現實的工作空間裡，因爲它豐沛的活力會注入人的創造力中心，並將內在孩子般的天眞與無限生命力喚醒。在孩子的視角裡一切夢想都可以成爲現實，如何可鬆綁人成年後僵化的思維控制，讓內在探索與實踐的精神推動人進入生命最多元豐富的體驗。

屬於吸附型水晶的紅玉髓有提升能量與活力的作用，可以在運動的時候配戴，或者放在辦公的地方，有助工作時精力充沛，因此不適合放在臥房。此外，紅玉髓能支持並轉化被剝削或虐待的經驗與創傷，幫助人回到當下的力量，也能保護被嫉妒的能量影響。過去紅玉髓也曾因其加強聲音與力量的功能，而被需要公開演說的公衆人物使用。

✦ 守護星座 ✦　　　♉金牛座、♋巨蟹座、♌獅子座、♍處女座

虎眼石
Tiger Eye

虎眼石是石英的變種，它在青石棉的化學纖維被二氧化矽取代時，形成一種假晶形（pseudomorph）替代品，顏色通常是金棕色、黃色、米色或棕褐色的組合。

此晶礦最早出現在 1892 年地質學家 J. D. Dana 的紀錄中，因與虎眼相似而得此名。虎眼石最豐富的礦源在南非，此外印度、緬甸、澳洲、中國和巴西也產有虎眼石。

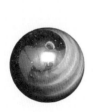
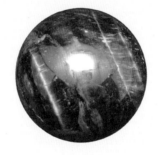

✦ 能量屬性與用途

虎眼石以其在適量光源下產生的貓眼效應而聞名，一塊被正確切割和拋光的虎眼石能展現出真正的貓眼光澤。這種效應由礦物的天然平行結構和反射光照到細微的針狀纖維而產生；這種變彩若隱若現地覆蓋在石面上，僅在恰當的光線下才能看見。虎眼石及其所有品種的鷹眼石、彼得石和紅虎眼石是現存極少數能展現這種神奇貓眼效應的礦石之一。

虎眼石可以啟動第三脈輪的太陽神經叢，也就是個人意志。當一個人能打開並使用第二大腦，也就是腸道，便能展現豐富且真實的情感與品質。此時若能保持專注，個人發展的可能性將是無限的。配戴或使用虎眼石會讓機會像磁鐵一樣吸附在你身上，你可以創建新的開始，但是否能善用宇宙所提供的資源，完全取決於你自己。虎眼石所具備的積極能量與熱忱會不斷擴張人的意識，並將使用者推向更高處，讓人依循感受而非以思考來行動。

再者，虎眼石助人獲取內在力量，若將其引導到個人的需求和願望，可能會以創造力、驅動力、決心和更加專注的方式來顯現。這種礦石有時會引發人輕微的痴迷症狀，帶出精力充沛的一面，並將太陽神經叢真實純粹的愛引導到真正熱愛的人事物上；周遭的人可能會發現使用者的變化而感到不適應，導致某些問題產生。這其實是因為使用者個人意志的蓬勃發展，引發周圍他人對自己人生道路感到不滿意而產生的投射。這些人可能會因此人自我提升的轉變而將矛頭指向他，

甚至不會意識到這種針對性所產生的負面影響。虎眼石不僅能夠讓人預見自身的潛力，還可以明晰預見與周圍其他人的關係。

✧ 搭配使用建議

若是長期或大量地使用虎眼石，使用者可能會發現自己開始捨棄那些「不適合」的人事物，甚至可能是與你有長久關係的人。當一個人開始體驗精神上甚至是靈性上的覺醒，或當他／她開始突破並全然投入一條積極正面的人生道路時，可能會發現自己所愛的人並非在幫助生命前進，反而是帶來傷害。想要提醒使用者，別讓這個捨棄的過程阻礙你成長，因為其他人需要依循自己的節奏來覺醒，謹記所有的接納和成長都源自和平與愛。

建議每天早上或晚上使用虎眼石冥想，將想法和願望放在意識裡，說出這些想法讓宇宙聽見，並支持你夢想實現。虎眼石的能量像魔法般帶來一種一切皆可能的振動頻率，生命就是無極限的信念，這會將人擺在一種「想法即能化為現實」的狀態裡。虎眼石很適合與橙色方解石、大黃蜂碧玉、黃鐵礦、桃花心木黑曜石、橙色東菱石和黃水晶等具有創造性質的晶礦一起使用。

✦ **守護星座** ✦　　♌獅子座、♑摩羯座

開啟智慧與創造的療癒石

螢石
Fluorite

　　螢石屬於等軸晶系的能量吸附型晶礦。它對應水星的能量，能夠帶來清晰並有助於智力與思考能力的提升，除了對考生、祕書、會計師與交易員的學習與工作帶來支持外，螢石對於需要做任何重要決定時的平衡考量也有很大的輔助作用。

　　螢石產地遍布世界各地，像澳洲、巴西、美國、墨西哥、阿根廷、南非、盧安達、英國與中國，經常在石英與方解石礦床附近被發現。

✧ 能量屬性與用途

　　由於色彩多樣，應用功能十分廣泛，常見的螢石從淡綠色到深紫色的組合都有，甚至還有綠、紫、粉、藍、白漸層的彩虹螢石。它能啟動整個脈輪通道，讓能量在不同脈輪中心之間順暢流動，達到系統性的平衡與穩固，進一步銜接身、心、靈三位一體，適合用在脈輪系統相關的療癒工作。

單色螢石也可以依據顏色在對應脈輪上使用：粉色通常會在氟鋁石膏礦床附近被發現，它能支持心輪敞開，促進自愛與療癒。黑螢石則是絕佳的淨化工具，可快速清理負能量，也會在情緒體周圍形成保護。紫螢石則有助心智與較高的振動頻率調頻，可支持一個人的靈魂與意識揚升。藍螢石能支持想法以樸實且清晰的方式表達，很適合教師、演講者或藝術家。透明螢石是開啟直覺的晶礦，能啟動第三眼，強化靈通與透視能力。綠螢石將頭腦與心連結，讓情緒與思緒間取得平衡。黃螢石能在太陽神經叢與第三眼之間建立連結，讓真實的自我找到最好的表達與顯化管道。

✧ 搭配使用建議

整體來說，螢石最主要的功能是讓思緒變得清晰，激發直覺並促進更高視野的表達，讓人能夠在煩躁忙碌時平靜下來，快速找到結構性，回到頭腦清明的狀態。它也能提升創造力、連結神性，在一個人面對工作繁重和需要大量產出時，能帶來顯著的調和與平衡效果，是很不錯的冥想石。

螢石的主要缺點是它很軟，怕被刮傷且易碎，使用與保管都要格外注意，記得不要與其他晶礦存放在一起。螢石與石英水晶一起使用能強化對應色彩之脈輪的運作與能量流動，與煤玉或黑曜石一起使用則能快速淨化人的能量場。

✦ **守護星座** ✦　　♎ 天秤座、♑ 摩羯座、♓ 雙魚座

適合盈凸月的許願作法與晶礦

　　盈凸月期間超過一半的月亮被照亮，僅有一點點黑暗和看不見的部分，這股能量彷彿是即將開花的花蕾，此時你可能正全力衝刺工作、執行計劃，並開始在意你付出的勞動能帶來什麼樣的成果。這時要仔細留意你的表現、更深入你的期望，反思如何才能更好地完善自己的目標。

　　盈凸月主要與覺知反思、即興創作和編繕有關，是一個孕育的階段，成長看得見，期待自然也產生了，耐心是此時的關鍵。先前的付出即將回收，千萬不要半途而廢，若能適時做出一些修正和調整，會有很不錯的效果。此外，這時月亮的療癒力十分強大，可以善用時機來處理情緒或靈性方面的議題。

在這個月亮漸盈增長的階段，建議使用白紋石來幫助你保持和高我的連結，確保你帶著正面的態度，持續在自我進化的道路上前進。黃鐵礦可以堅定意志，讓你心無旁騖、保持專注來繼續衝刺。螢石則會協助你釐清思緒與工作的細節和框架，適時做出靈活的調整與變動。蘇打石讓你在這個過程中用恰當的語言對外溝通需求與看法。

＊ 尋求預言的儀式

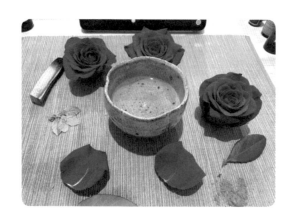

1　將鑄鐵爐裝一半的水，周圍放置紫水晶、白水晶或透石膏。

2　點燃兩根占卜用的紫色蠟燭與熏香。

3　燃燒艾草、蒿草。

4　將手輕放在鐵爐兩側，望進爐底。

5　對著水吐氣，並唸祈禱文：

魔法爐，讓我看見我追尋的（Cauldron, reveal to me that which I seek.）

偉大的母親，打開我內在的視線，讓我能眞正看見（Great Mother, open my inner eye that I may truly see.）

＊ 召喚桃花與眞愛的儀式

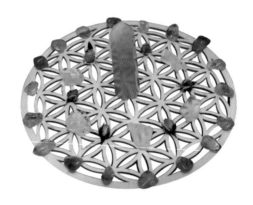

1　將魔法爐放置在兩支粉紅色蠟燭之間，搭配以玫瑰粉晶爲主的桃花水晶陣。

2　將紫紅色蠟燭放到魔法爐中。

3　點燃愛的熏香和粉紅蠟燭。

4　用魔杖敲擊魔法爐三次。並唸桃花咒：

追尋他 / 她的人（One to seek him/her）

找到他 / 她的人（One to find him/her）

帶來他 / 她的人（One to bring him/her）

綁定他 / 她的人（One to bind him/her）

心對心，永遠一心（Heart to heart, forever one）

至此我說，愛的魔咒以完成（So say I, this spell is done.）

5　再敲擊魔法爐三次。

6　點燃紫紅色蠟燭以加快咒語實現的速度。

點亮靈性智慧的情感護身符

白紋石
Howlite

　　白紋石也稱為菱鎂礦，是一種硼矽酸鈣氫氧化物，常以塊狀、結節或棱柱狀的形式結晶，外觀是由大面積的白色和如靜脈般的黑灰色紋理所組成。1868 年在加拿大新斯科細亞省溫莎鎮附近被知名化學、地質學家亨利・豪（Henry How）發現，待他去世後便更改成其名。白紋石也在德國、塞爾維亞、土耳其和美國被發現。

　　白紋石經常被當作仿石的材料，市面上有許多假的綠松石，實際上是染色的白紋石。這是因為綠松石硬度低且易碎，除非有基質支撐否則難以被使用。很不幸地這樣的工續在礦產市場中被廣泛接受，導致礦石展會、奇石店鋪，甚至是珠寶店都可能有染色的白紋石，建議購買時檢查人造色素與硬度水準。

✧ 能量屬性與用途

　　白紋石與人的海底輪和頂輪共振，這種第一個和第七個能量中心的連結形成獨特的組合：一方面往下扎根與大地母親融合，獲得她賦予的支持與資源，同時向上與高我保持聯繫，這是白紋石最強大的能量。握住它能讓人感受到一種平靜覆蓋下來，肩膀上不必要的重擔被移除，感覺自己站得更挺直、更穩固。它能提高人的信心水準，促使內在力量覺醒。

　　白紋石會提醒你，看見並實際感受到自身擁有的力量，擁有這樣的底氣後，你便可以自如地存取、掌握它來療癒。這礦石能帶來滋養並點亮人的靈性智慧，讓你意識到靈魂來到地球的任務。

✧ 搭配使用建議

　　白紋石是絕佳的情緒療癒石，它讓使用者意識到自己的內在力量，有助於面對創傷事件帶來的悲傷與哀慟，甚至轉化這些情緒底層的憤怒與怨懟，慢慢重建一個人的情緒體，並支持創傷後應激障礙帶來的焦慮和憂鬱。在艱難的時刻，白紋石能將一個人的能量扎根、保持思緒的清晰，在療癒和修復身心的整個過程做出更恰當的判斷和決定。白紋石也能作為一種情感護身符，讓配戴者感受到無論經歷、承受多大的痛苦，成長和過新生活依然是可能的。它適合與綠松石、紫水晶和蘇打石搭配使用。

　　★ **守護星座** ★　　♊雙子座、♍處女座、♏天蠍座

打開溝通管道讓自信MAX

蘇打石
Sodalite

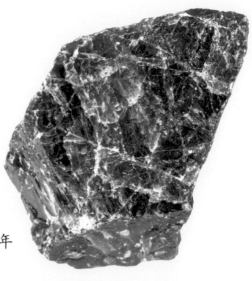

　　蘇打石又稱方鈉石，屬於長石家族。最早的紀錄是 1811 年歐洲人在格陵蘭島發現，但近代考古學家在研究美洲大陸的古文明時，竟追溯到祕魯利馬附近的卡拉爾人在西元前 2600-2000 年將蘇打石使用在貿易上。

　　它很少以晶體的形態出現，有時會在白色方解石的礦床中被發現。蘇打石主要的顏色為藍色，但也有白色、黃色、紅色和綠色；它的礦物家族還包含青金石、藍方石和黝方石。

✦ 能量屬性與用途

　　蘇打石是一種能增強洞察力和智力運作的礦石，它的振動頻率可以解鎖一個人的直覺。當這方面的能力被激發時，人便能克服每天因

為過度思考所產生的心理障礙，頭腦不自主產生的矛盾與拉扯會慢慢地減弱。某程度上蘇打石是很個人化的礦石，深入一個人的潛意識，促使人去評估自己，看清自身的優劣勢並做出更理性的判斷。

蘇打石有助發展一個人的直覺，它的高振動頻率能夠指引內在的真相，在平靜裡激發反思的能力，讓人意識到自己需要修持的部分，也消除內心消極的情緒。蘇打石對應喉輪，這是人體重要的能量線，但大多時它沒有獲得恰當的表達。蘇打石有助擴展溝通表達的中心，將平時無法釐清的想法用語言傳遞出來。人們總認為解讀他人很難，然而解讀自己的感受似乎更具有挑戰性，因為人總是對自己內心的渴望有偏見，為迴避自我批判導致做決定時搖擺不定。蘇打石亦可以將喉輪和第三眼連接在一起，幫助他人更好地理解自己的感受，並以正確的方式去表達訴求。對於那些辭不達意的人，或是在生活中難以傳達自己的意見和聲音的人，蘇打石絕對是非常好的助力。

✧ 搭配使用建議

在晶礦搭配使用方面，蘇打石和青金石能強化第五和第六脈輪之間的相互運作，帶來更清晰、中立的思考，並獲得真正有用的洞見。捷克隕石則能增強蘇打石的轉化能力，延長它的效果。玫瑰粉晶和蘇打石可共同創造高頻振動，快速釋放使用者內在或所處環境裡的負能量，將純淨的光重新帶入生活。

✦ 守護星座 ✦　　↖ 射手座

黃鐵礦
Pyrite

　　黃鐵礦又被稱爲愚人金，是一種硫化鐵礦物，以塊狀、立方體、鐘乳石和葡萄狀的形式結晶，這種礦物也會與石英、綠松石和青金石共生。黃鐵礦的名稱來自於希臘語 pyro，是火的意思，最早記錄出現在西元 50 年古羅馬醫生 Dioscorades 的研究當中，之所以會選擇這個名字是因爲兩塊黃鐵礦碰撞在一起會產生火花。

　　黃鐵礦在古文明中有許多用途，是希臘和羅馬帝國時期常見的礦石。考古學家發現許多由黃鐵礦製成的護身符、戒指、盒式吊墜、別針和耳環；美洲原住民相信它有強大的治療能力和魔法，故常用來作爲冥想和儀式的工具。

✧ 能量屬性與用途

　　黃鐵礦是強大的決心石，它的能量會直接與太陽神經叢脈輪產生共鳴，激發個人意志力以實現人生成就，這個過程需要努力付出和全然投入；黃鐵礦能確保使用者維持在正軌上，堅定地往目標邁進。將具備強大顯化能量的黃鐵礦當作冥想礦石或小配件隨身攜帶，絕對能為生活注入活力與力量。如同所有具備顯化能量的晶礦一樣，建議你在冥想或儀式時清楚說出內心的渴望，讓存在和自己的較高意識聽見，這時礦石的能量便可協助你將概念和想法逐步化為具象的現實。

　　想要健身鍛鍊卻難以堅持的人建議可以尋求黃鐵礦的力量，如在家運動的人可放一大塊黃鐵礦在健身的空間裡，它會幫助你在鍛鍊過程保持專注。有時候你會發現當身體感到疲勞時，思緒會開始令你分心，黃鐵礦便可以開發意志力和身體的潛能，讓你保持專注並加大鍛鍊的力度。

✧ 搭配使用建議

　　黃鐵礦適合與白水晶或透石膏結合使用，因為這兩種晶礦都有助於增強黃鐵礦投放到你生命裡和這個世界的能量。若將這三種晶礦與像矽孔雀石這類喉輪晶礦一起做成水晶陣，除了可以刺激個人意志力和信心以外，對於同步支持對外溝通和傳遞個人想法亦有非常好的效果。

✦ **守護星座** ✦　　♌獅子座

適合虧凸月的許願作法與晶礦

滿月的光輝過去後，月光在逐漸減弱，其右側開始形成陰影，這個月相標誌著顯化週期的結束。隨著月光的消逝，你可能會注意到前方的道路正在發生變化。好好收穫上一個階段的成就，準備讓自己擺脫那些沒有建設性的想法，或為你生活帶來壓力的習慣。

虧凸月的許願以感謝、反思和減輕壓力為主，這時的月亮漸虧，是一個適合整理與斷捨離的時候，得騰出空間，讓嶄新的機會到來。如果有想要戒掉的壞習慣，這是個好時機！或者單純運用這段時間來休息、喘口氣。

此時建議向內看、反思在這次月亮週期開始時為自己設定的意圖，或許你需要釋放一些想要抓住的東西，此時茶晶或血石能夠在這部分支持你。有助於驅散負能量並消除壓力和焦慮的晶礦也是這個階段的理想選擇，像是鋰雲母、天河石或多色碧玉。

✳ 淨化與保護的儀式

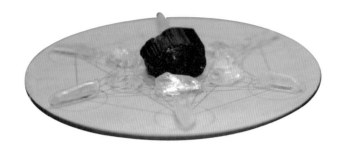

1 將空的鑄鐵爐放置在祭壇上的兩支白色蠟燭之間，點燃蠟燭。

2 點燃保護的熏香，搭配以黑曜石或黑碧璽為主的淨化保護水晶陣。

3 穿上白色的袍子站在祭壇前。

4 將魔法爐從祭壇上舉高，對神致敬。

5 將魔法爐放到胸前的高度，輕輕地對著爐口呼吸，說出你想要從生命中移除的習慣、人或經驗。

6 在祭壇上將魔法爐倒扣，並唸祈禱文：

我將這爐子裡的一切交予你，偉大的神（The contents of this vessel I give to thee, Great Ones.）

以此換來更好的經驗（Exchange these experiences for better.）

7 將草藥和牛奶等供品放到戶外（一樓的門口或公寓的陽台或花圃）。

茶晶
Smoky Quartz

茶晶是一種從自然輻射獲得黑色或煙燻色的石英水晶，是六方晶系裡有放大能量功效的萬用晶礦，顏色從黃褐色到灰黑色都有。它遍布世界各地，品質最好的茶晶大多產自非洲、澳洲和美國的新英格蘭地區。

茶晶已經有悠久的地球文明使用歷史，它是蘇格蘭之石。因為在凱爾特、薩滿文化裡，德魯伊特族人使用茶晶來深化並穩固他們與靈性世界及大地的連結。

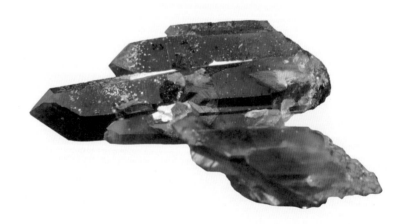

✧ 能量屬性與用途

茶晶的淨化能力強大，可以將負能量轉化成正面的頻率，經常是儀式和許願晶礦的首選，因為它可以將光從頂輪帶到海底輪，快速清除陳舊的負面情緒與信念，支持所有脈輪之間的連結，對於蛻變固有模式有很大的幫助。另外它也被認為具有排毒的功效，在深層療癒的過程當中，茶晶能夠幫助人卸下綑綁已久的情緒重擔或糾纏；在更深的層面臣服這些傷痛，放掉內在的抗爭，逐漸回到平靜與穩固的狀態。

除了打開海底輪和太陽神經叢外，茶晶還可以幫助人扎根，因此特別適合那些經常心不在焉、無法集中注意力的人，它不僅能清理頭腦裡的混亂思緒，還可以讓心智變得清晰。茶晶支持人尋回在忙碌或一成不變的日常生活中所丟失的動力和決心，喚起人對於夢想的渴望，從庸庸碌碌的狀態中清醒過來。

茶晶的能量要提醒你，在你的生命當中應該將自己的需求放在首位，若對生活現狀不滿意，你不需要妥協，直接大膽地對宇宙下訂單，說出你的願望，借助它的力量將願望變為現實。茶晶足以成為你收藏裡最強大的顯化工具之一。

✧ 其他靈性用途

茶晶被認為可以保護一個人的氣場和身體免受負面振動頻率的干擾，並幫助那些已經存在的負面信念被消融，轉化為積極的想法與動

力。此外，亦可幫助一個人連結真正的內在力量，以此打破壞習慣和舊模式。內在缺乏力量的人是混亂的，總想要透過控制來規避風險和不安，但這也讓生命變得越來越侷限。生活中總會有一些不得不面對的逆境，若一個人能連結到核心的穩固感與信心，便不會在困境前退縮，而茶晶正好可以支援你應對這些挑戰。

茶晶也很適合用在居家環境的能量平衡。除了可以將茶晶碎石繞著屋子外圍、鋪放一圈做為保護和磁場轉化，也可以放在你所居住的房間、店鋪或辦公環境裡。

✦ 守護星座 ✦　　♏ 天蠍座、♐ 射手座、♑ 摩羯座

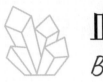

血石
Bloodstone

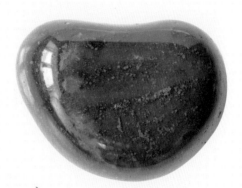

　　血石也稱為血玉髓（Heliotrope），
這個名稱源自於希臘語「轉動太陽」的意思，所以中文俗稱
太陽石。它是一種不透明的隱晶質石英，屬於玉髓家族。在
這種礦石中會發現一些綠色，來自於微小的綠泥石和輝石內
含物；紅色則是小部分集中的氧化鐵礦物，通常是赤鐵礦。
目前在印度、中國、馬達加斯加、巴西、澳洲和美國都發現
了豐富的血石礦床。

✦ 能量屬性與用途

　　血石在印度文化中被認為是一種春藥，通常會將它磨成細粉並以
高價出售，這種磨碎粉末的價格甚至會比原始的血石原料還高。這讓
頂級血石變得更有價值。

　　歷史上血石被不同文明推崇著，據說石頭上的紅點象徵著基督的
寶血，故亦曾作為基督徒的護身符。它也被用於出血檢查，據說義大

利著名的文藝復興畫家喬爾喬 · 瓦薩里曾在劇烈大出血時，用一塊血石置於肩胛骨間來止住血。

當血石被放入水中時，會形成一種微紅色的色調，經太陽光照射會更明顯，古文明甚至認為它能夠將太陽變成血紅色。西元三世紀末的萊頓紙、莎草紙以希臘語記載了血石能夠賦予佩戴者的龐大力量：「佩戴者無論說什麼，都會被相信。無論是誰擁有這塊寶石，並唸出刻在上面的名字，就會發現所有的門都會為他敞開來，束縛和石牆將裂開」。

✧ 開運與療癒

血石能喚醒被恐懼掩蓋的內在力量、意志力和勇氣，它是負能量的淨化器，可以將這類想法和感受轉化成積極正面的。血石能打破一個人單調循環的模式，幫助他成為自己真正想要的樣子。這種水晶提醒：每個人的思想和行為只能由自己來評估，不是由他人來評判；生命選擇的方向只能由自己決定。血石為人帶來渡過難關必要的自信和堅定，並相信未來可期。

血石是一種引發思考的護身符，有助於配戴者將潛意識裡的想法變為現實。思想的力量和人們自身的不安全感讓想法和情感在這個世界被隱藏起來，然而當人們能允許直覺和真實的經驗時，這個世界便會走向變革的道路。

✦ 守護星座 ✦　　♈牡羊座、♎天秤座、♓雙魚座

鋰雲母
Lepidolite

　　鋰雲母是一種鋰鉀鋁礦物，是雲母家族中最常見的成員之一。這種礦石以塊狀、板狀、疊片或棱柱的形式結晶，呈現的粉紅色和紫色源自於其化學成分中的微量錳雜質，其名字由希臘語鱗片（lepidos）和石頭（lithos）組合而成。

　　鋰雲母產地遍布世界各地，在巴西、馬達加斯加、澳洲、俄羅斯、日本、加拿大、英國、墨西哥和美國均有豐富的礦脈。它是一種柔軟易碎的礦石，只有在石英體內發現它時才能切割、成型或拋光。這種罕見的特性讓它能加工製成精美珠寶及高級橢圓形寶石，並以巴西米納斯吉拉斯州出產的最出名。

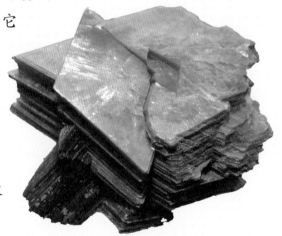

✦ 能量屬性與用途

中世紀時大片的鋰雲母從礦體中被分出來，用來覆蓋建築物內的大開口處，這就是人類社會最早使用窗戶的紀錄。鋰在現今社會中被廣泛使用，像是電動車、電池以及現代醫學用途，而這神奇的元素持續有新應用被開發出來；鋰雲母是目前含有最豐富鋰元素的礦物。

在醫療用途方面，鋰作為可攝取物質是因它能穩定人的心智，故多半會以處方成分開給患者服用，用來輔助治療雙向情緒障礙症等精神疾病。鋰雲母含有高量的鋰成分，冥想時可以直接放在第三眼或頂輪上，能對身心帶來正面的影響，讓人的態度變得積極、自信，並且在生活小事中找到快樂。

✦ 開運與療癒

鋰雲母具有軟化的能量，可以紓緩人的情緒體，讓精神狀態保持平靜。只要握住一塊鋰雲母，與它的能量連結，整個脈輪系統就會被啟動並校準。鋰雲母的頻率體現出自我成長的概念，配戴者能向周遭的世界敞開心扉。雖說從內在尋找幸福感可能不容易，但鋰雲母會提醒你總得 / 至少要從一個地方開始，即便外求。治療師把鋰雲母視為快速啟動石，因為它會用一股生命力能量喚醒我們。

鋰雲母與人體所有脈輪都能產生共振，不過它特別有益於第三眼、頂輪與心輪之間的聯繫。使用時你可能會發現自己更能觸及夢境中的

情緒，不久後甚至開始有更多身體的體驗。再者，鋰雲母能將人的心智與周遭景象或畫面的象徵性意象調頻，包括與日常生活的同步性，若你開始有更多似曾相識的感覺出現，要相信自己和直覺，因為鋰雲母的能量在這不斷變化的旅程中將會持續引導著你。

推薦有新生兒的家庭可在孩子的房間裡放置一大塊鋰雲母，就像粉紅蛋白石一般，它平靜的能量與年幼的靈魂有著一種特殊的連結，能將愛和滋養帶到這空間中。孩子容易因為對周圍環境缺乏意識而哭泣；人類從出生開始就會被負面情緒影響並留下習慣，若不加以處理，可能會導致未來的生活出現像是焦慮、抑鬱和創傷後壓力症等問題。

✦ 守護星座 ✦　　♎ 天秤座、♓ 雙魚座

天河石
Amazonite

　　天河石又名亞馬遜石，這個名字源於盛產這礦石的巴西亞馬遜河。它是微斜礦的一種，屬於鹼長石礦物，以小稜柱形晶體或大塊狀結晶成形，顏色從深藍色到綠松石色、或藍綠色都有。

　　天河石最早出現在 1847 年德國礦物學家布賴特豪普特的研究裡，不過人類使用它已至少 4,000 年，據說埃及、印度、美索不達米亞等古文明都使用過，甚至在圖坦卡門的法老墓室中，發現一個特殊的聖甲蟲戒指，此經常出現在魔幻影視作品中。由於天河石是大量形成的，過去許多文明都使用亞馬遜石作為盔甲、避邪物、護身符、小飾品和書寫板。

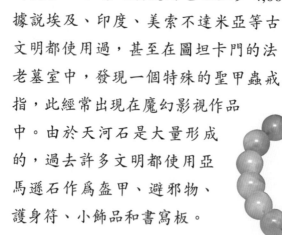

✧ 能量屬性與用途

天河石是平靜、真理、和諧與溝通的石頭，它能溫和地舒緩神經；觸摸此石便可感受到這股能量。而它散發出的藍色光芒能帶來振奮精神和恢復活力的頻率，讓心平靜下來。將天河石放置在空間裡可使能量平靜下來，並讓氛圍充滿正能量。很多人平時要發自內心地說話是有困難的，因為頭腦和情緒總容易帶來溝通上的阻礙。

天河石讓人的心和喉輪能夠連接在一起，幫助最真實的感受與想法浮出水面，再以輕鬆的方式表達出來。因為這種溝通上的特性，天河石被譽為和平之石，賦予使用者的能量就如同孕育它的亞馬遜河般，鼓勵人去冒險和愛，同時給予靈感和暢所欲言的自由。若你想要和所愛之人溝通一些困難的話題，建議可在口袋裡放一塊天河石，讓它支持你，也讓它的能量緩和你所在的場域，驅散可能存在的負能量，接著對話便能自然順暢地展開，將真相與真心說出來。

天河石也具備設定意圖與強化意念目標的功效，為使用者最大的夢想和願望鋪路。建議在儀式中握住一塊天河石，將願望說出來，讓宇宙聽見你的計劃、目標，以及預設想要實現它的路徑，它會支持夢想成真。天河石傳遞出：一個人掌握著自身的命運，自己的決定會影響面對的結果之訊息。

✧ 搭配使用建議

　　天河石可以與茶晶或黑碧璽共同使用，這兩種組合都能提供自我轉化的頻率，同時也將靈性能量扎根於大地。能量是真我發展與成長的核心，使用天河石時，要將它放在喉輪的位置以解鎖這個能量中心，其他同樣發出藍光的晶礦亦具有高振動頻率，像是矽孔雀石、海藍寶和綠松石，均可與天河石一起使用，讓它們強化你的溝通能力，並賜予真理傳遞的通道。

★ 守護星座 ★　　♍ 處女座

多色碧玉
Polychrome Jasper

多色碧玉又稱沙漠碧玉，是這幾十年才在馬達加斯加發現的碧玉品種。當時市場瘋迷海洋碧玉，2008 年搜索更多礦床時意外發現了第一個多色碧玉礦床，在那之後全島又發現了兩處。值得一提的是，由於地形和各方面條件十分惡劣，所有的礦材都需要手工挖掘。

多色碧玉只能大塊形成，也因獨特的棕、紅和褐多種色調混合的外觀得名沙漠碧玉。這些明亮的顏色來自內含的鐵金屬雜質。由於多色碧玉吸引了大眾關注，工匠、雕塑家和雕刻師們都喜歡蒐集這種原礦。

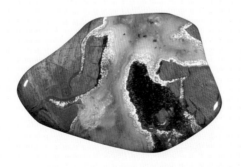
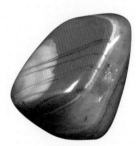

✧ 能量屬性與用途

多色碧玉是一種體現真實自我的礦石，可幫助一個人將自己的能量傳遞給身邊親近的人。它能促進內在的平衡，同時適應當前的外在環境，光是這一點就能支持許多人減輕日常生活中不能真實做自己所導致的壓力。由於更多的能量回到自身，多色碧玉能幫助人更了解自己，進一步往自己想要的生活方式邁進。這款碧玉運作的方式是先定位人的心智狀態，接著務實層面的一切會跟隨——所謂心之所向、身之所往，意識自然要緊隨靈魂的指引。

當一個人接觸到多色碧玉的頻率時，便會連結上古老的地球能量，全面地將使用者的肉身扎根於大地，並開始在乙太體周圍生長出真正的「根」，同時它也會引導滋養的能量來提振你的生命力，這種鮮活的能量可讓使用者恢復活力，重燃內在的火焰。使用多色碧玉會讓人感受到一切皆可能，你才是自己真正的創造者。

✸ 守護星座 ✸　　♒水瓶座、♓雙魚座

適合下弦月的許願作法與晶礦

　　在最後四分之一的月相中，月亮的左半邊被照亮，右半邊被陰影覆蓋。這個時期月亮的「電力」只剩下一半且持續下降，現在是真正放下仍殘留在生活中的負能量的理想時機。執著於那些扯你後腿的人事物毫無意義。新月階段播下的種子已收成，現在要進行一些回顧和省思，為下一個週期的新目標做好準備。

　　在這個過渡階段，情緒可能會淹沒你，使你崩潰，甚至會感覺自己正在消失。隨著月亮漸虧，這些情緒都是正常的，但利用這段時間重新調整目標，放過自己和原諒他人同樣重要，特別是當某些事的發展出乎意料，且夢想沒有實現時，你必須提醒自己，有時這些發生與你的作為或不作為無關。重新評估自己的狀態，找回平衡與信任。

　　增加專注力並且幫助你擁有更高視角的晶礦是此階段的理想選

擇，運用螢石、西藏水晶、鈣沸石和白水晶，能讓你放鬆思考和心智狀態，釋放不必要的挫敗感。清空前塵再去連結更高的智慧，你便能獲得對未來的清晰。

西藏水晶
Tibetan Quartz

西藏水晶是石英水晶的一種，具有驚人的透明度，通常含有一些黑灰色雜質，很可能是碳或錳，雖然具體成分至今仍是個謎。

它的晶體常會呈現彩虹光且多為雙尖形式。據稱它蘊含古西藏的奧祕與智慧，目前產地包括中國和尼泊爾。

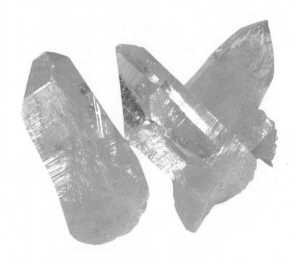

✧ 能量屬性與用途

除了一般白水晶所具備的品質外，西藏水晶另外有強大、聚焦和中性的線性能量，非常適合作爲主控水晶或魔杖。考量此水晶的能量強度，建議使用者需要擁有其他水晶療癒的經驗。這款水晶神奇之處在於卽便它的能量屬於陰性、女性的，亦與佛有關聯性，同時也與三位一體有連結。

雙尖的品種通常與頂輪和海底輪的能量共振，並不觸及中間其他脈輪。西藏黑水晶釋出的能量被認爲可啟動並平衡脈輪及經絡系統。

✧ 其他靈性用途

西藏水晶以保護和淨化的力量著稱，它可以清除負能量和擴展氣場，提高振動讓肉體和光體調頻。它有助於開發靈通能力，放在第三眼的位置時，自然會振動宇宙神聖之聲 Om 的頻率。

它還能保護使用者免受負面干擾，據說用它來冥想能讓人連結西藏僧侶的智慧。此外，它被譽爲人類所知最強大的靈性保護石之一，隨身攜帶這種雙尖水晶能讓身體周圍產生「光泡」，僅允許正向頻率穿過抵達使用者的氣場，助人完全回到中心。

★ 守護星座 ★　　12 星座通用

鈣沸石
Scolecite

鈣沸石是一種含水的鈣鋁矽酸鹽，屬於沸石家族，是玄武岩、花崗岩和正長岩氣孔及裂隙中生長出來的次生晶體。它第一次被記載是在兩名德國化學家在 1813 年的研究裡，並以希臘語的「蟲」字來命名，是因鈣沸石加熱後會捲曲成蟲形。

鈣沸石多以細長棱柱狀晶體或大型塊狀成形。顏色從白色、粉紅色、紫色、黃色和紅色，甚至透明無色都有。礦床分布於全球各地，但在冰島和印度等少數地區會出產罕見的晶體。

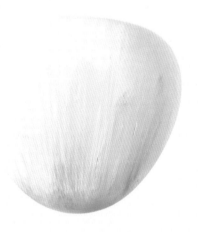

✧ 能量屬性與用途

　　鈣沸石是帶來內心平靜的礦石，對忙碌一整天後想要放鬆的人來說是完美的解藥。這種礦石通常適合作爲冥想工具，因爲它能開啟人體的較高脈輪中心，放在第三眼上便可立卽感受到緩慢振動地按摩第六脈輪。鈣沸石能強化第三眼的能量運作，讓人清醒地經驗到夢境，或者對於夜晚跨維度的旅行有生動和清晰的記憶。

　　若想要用鈣沸石冥想來淨化氣場或自我療癒，記得要從心出發，就算鈣沸石與較高脈輪一起在更高的頻率下工作，它也會解鎖心的中心，促使它釋放任何造成痛苦的東西。鈣沸石是一種氣場全面淨化石，會吸附負能量，故可以經常使用，以它來進行大掃除。每天隨身攜帶鈣沸石能讓你在歸於中心的同時也對周遭的人敞開心扉。對於想要做夢境工作或增強記憶力的人來說很實用，因爲它支持夢境中異象的理解以及實際生活所代表的意義。

✧ 搭配使用建議

　　鈣沸石非常適合與其他高振動頻率的晶礦搭配使用，像是矽鈹石、賽黃晶和捷克隕石，因爲它們幫使用者建立並加強與更高維度的聯繫，其中捷克隕石可以提高心的能量，並爲整個系統注入療癒的頻率。這些礦石相互結合能加速一個人的轉化過程。

✦ **守護星座** ✦　　♑摩羯座

適合殘月的許願作法與晶礦

殘月是月亮週期的最後一個月相，此時月亮被照亮的部分越來越小，力量會持續減弱，直到下一輪新月帶來新的開始。此時最好不要衝動地投入新事物，以休息、回顧和打磨技巧為主。與其隨性地展開計劃或行動，不如帶著慈悲與友好的態度檢視自己，或許可以提升一些有助於你未來目標所需的技能，也算是為下一個週期做準備。

月亮此次環繞地球的旅程就要結束，是時候釋放掉負能量了。這是一個療癒的時期，最後階段你只能選擇臣服。然而這也是為了下個週期創建更好的開始，可以選擇用這段時間做全方面的清掃與整理，無論是你的衣櫥還是舊相冊，甚至是情感上的傷痛，好好反思並放下所有不適合你的一切。

建議在此階段使用支援心輪的晶礦，像是玫瑰粉晶、薔薇輝石、綠簾花崗石或藍色方解石，它們都有助於恢復情緒平衡並將愛給予自己。

薔薇輝石
Rhodonite

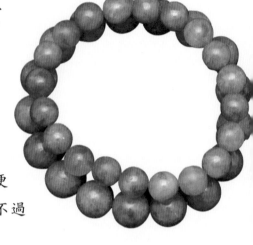

　　薔薇輝石是一種含錳的鏈矽酸鹽礦物，於1819年首次被發現，因為它的外觀呈粉紅與玫瑰色，便以希臘語「一朵玫瑰」來命名，不過它也有偏棕紅或黑色的品種。

　　薔薇輝石早期的礦床在俄羅斯的烏拉爾山脈附近，目前在印度、墨西哥、瑞典、馬達加斯加、巴西和美國也都已經發現礦床。

✧ 能量屬性與用途

　　薔薇輝石是一種充滿愛與平衡的水晶，能夠完全淨化、刺激和重新啟動心輪，被稱為「愛之石」。薔薇輝石的能量振動往外，幫助人找回自愛和價值感。它的訊息是你得先真正的愛自己，才能對外去分享這份愛。建議你經常使用或攜帶薔薇輝石帶來慈愛、喜悅和幸福。

薔薇輝石在減少和抑制焦慮方面非常有力，它能帶來撫慰心靈的能量，適時地「擁抱」你，甚至在感受到痛苦的時候將其放在手中摩擦。在你感到最脆弱的情況和環境中，它可以助你提升心的力量，讓你感受到自己遠比想像的強大。此石非常適合有憂鬱、焦慮症狀或缺乏信心的人每天配戴。

✧ 其他靈性用途

雖然薔薇輝石主要在心輪和海底輪同時工作，具備驚人的通靈潛能，因此，無論是在深度冥想或是睡覺做夢，都可以幫助使用者清晰地了解過程中內心的體驗，這將有助於解讀靜心時的感受和夢中的異象，讓它們從抽象層面來到現實生活更務實的層面，發展出可以實現的途徑。若想要激發這些通靈能力，建議將一塊薔薇輝石放在枕套裡。

薔薇輝石幾乎可以與所有對應心輪的晶礦結合使用，像是與玫瑰粉晶或祖母綠一起使用時效果最強。這兩種晶礦都為心和身體帶來深刻的療癒，將薔薇輝石與石榴石一起使用有助一個人實現內心深處的夢想，因為石榴石具備顯化的能量，並且能重燃你內心的火焰。

☀ 守護星座 ☀　　♉ 金牛座、♌ 獅子座、♐ 射手座

綠簾花崗石
Unakite

綠簾花崗石是一種非常常見的花崗岩類型，其內含綠簾石、粉色鉀長石與石英等礦物。它的名字源自於被發現的位置，也就是美國北卡羅萊納州西部的 Unaka 山脈。

綠簾花崗石的硬度和耐用性讓它成為新手把玩的選擇，也是珠寶商切割為橢圓寶石的流行材料。此外這種花崗岩還被作為房屋、博物館或專業建築的裝飾材料，最著名的就是華盛頓哥倫比亞特區的美國國立自然史博物館。

除北卡羅萊納州外，這種礦物在美國境內有多個產區，包括紐澤西州和維吉尼亞州都有豐富的礦脈。其他擁有綠簾花崗石礦床的國家包括中國、巴西、南非和獅子山共和國。

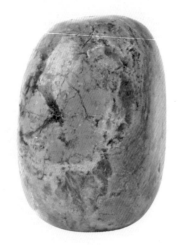

✧ 能量屬性與用途

綠簾花崗石與人的心有著特殊的連結，可以幫助人更深入地了解自己的情緒體。用它來冥想能消除情緒包袱與沉重感，使用者會意識到這些情緒沒有正面的作用，卻占據心的空間。此外，它亦能助人克服這些困難，無論如何痛苦都能找到內心的平靜。這種礦石的觸感柔軟，能在處理最痛苦的情緒時帶來撫慰，成為帶來蛻變的護身符，除了可強化心的力量以外，還能在轉換的空窗期內提供一份支持的能量。

由於所含的綠簾石是天然的情緒或頻率放大器，若正面對一些不愉快甚至是糟糕的情況，建議暫時不要將綠簾花崗石留在身上，先放在一旁等到隔天重新開始，讓它助人保持頭腦清醒與態度積極。

✦ **守護星座** ✦　　♏ 天蠍座

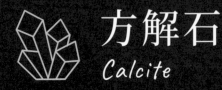

方解石
Calcite

　　方解石跟石英水晶一樣是地球上很常見的礦物，它的主要成分是碳酸鈣，由於晶體結構的分層，通常會呈現塊狀和立方結構的形式結晶。它可能呈現珍珠白／粉白，也可以是淡白色，甚至是淺灰色。透光的方解石被稱為冰洲石。

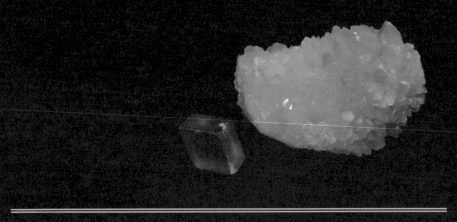

　　市面上大多數的方解石來自於墨西哥，它的摩氏硬度僅有 1，故每塊或每磅的價格非常便宜。我很喜歡蒐集大顆的米黃色或金黃色方解石球，在家裡做裝飾或夜燈都很合適，又能為空間注入一股柔和的能量，不愧是值得任何人享用的晶礦！

✧ 能量屬性與用途

　　方解石有解鎖一個人內在視野的潛力，也是薩滿與魔法傳承裡認為的靈通力，因此不同顏色的方解石常被用在回溯療癒或不同維度的意識旅程上。方解石幫助一個人獲得清晰的洞見，看清現在的處境，並憑藉接通靈視力或感知力重新喚醒天賦，甚至透過連結這些能力來穿越時空、深入意識的旅程，有點類似楊紫瓊在《媽的多重宇宙》裡呈現出來的概念。這些可以透過方解石的輔助在夢境中完成，也可在深度冥想中完成。

　　在連結這類型的體驗時，嘗試在第三眼上放上一塊方解石，剛開始可能會感到輕微的刺痛，或者是整個人的能量場圍繞著喜悅與輕盈。方解石支持一個人跟隨自己的直覺，引領通往更高存在的生命道路。

　　方解石對應第六與第七脈輪，其他顏色的方解石則對應同色彩頻率的脈輪。

★ 守護星座 ★　　♊雙子座、♋巨蟹座、♒水瓶座、♓雙魚座

藍色方解石
Blue Calcite

　　地球每一塊大陸都有方解石礦脈，然而藍色方解石卻只在少數幾個國家出土，像是墨西哥；最深的藍色晶礦則來自南非。

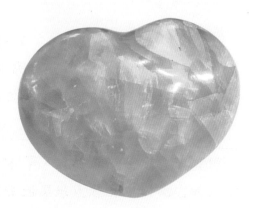

✧ 能量屬性與用途

　　藍色方解石能有效地舒緩和放鬆情緒體，並提供心智體和乙太體的保護。此外，它更是絕佳的氣場保護石，就像海綿一樣，會吸收所有周遭的能量，將負面的頻率過濾掉，將之轉化為高頻積極的能量。不可諱言因它提供強大轉化力而成為十分受歡迎的能量療癒石。

　　藍色方解石對患有焦慮或憂鬱症的人有正面的影響，強大的藍光

振頻能舒緩和放鬆神經系統，並對心有鎮靜的作用，讓使用者更冷靜地思考而非僅是陷入情緒當中。藍色方解石能夠在人的頭腦運轉和情緒感受間建立良好的溝通管道。

再者，藍色方解石也因能夠激發人的創造力而聞名。它舒緩和放鬆思緒的效果讓使用者跳脫混亂、跳躍的頭腦運轉，進入有意識、更具覺知的探索，此時更加創新和有趣的想法自然會浮現。藍色方解石強化使用者的夢境感受，並對夢裡的經驗以及當中的意象產生更生動的印象，爲這些畫面與訊息帶來更好的理解。此外，它支持喉輪的能量流動，使用者將可以更好地表達自己的見解。

✧ 搭配使用建議

捷克隕石和藍色方解石是非常強大的能量保護與蛻變組合。若是需要消除第三眼的阻礙並調頻到更高的頻率，建議搭配矽鈹石。海藍寶石與藍色方解石則是解鎖喉輪的夢幻組合，可讓人更放鬆地去表達深層的情緒和感受。

✦ 守護星座 ✦　　♋巨蟹座

Chapter 3

其他儀式作法與晶礦

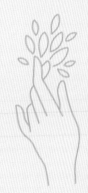

脈輪相關的水晶儀式

　　水晶療癒與脈輪排列完全是一個獨立的學科，台灣有許多療癒師提供這樣的服務和培訓課程，在這裡提供一些水晶愛好者能夠自己嘗試的簡單排列與儀式，透過水晶的擺放做一次身體與能量的內在旅程，亦可以和好友（信任且有心連結的人）一起做嘗試與探索，可能會有意想不到的發現喔！

✳ 扎根與創造豐盛用的水晶療癒排列

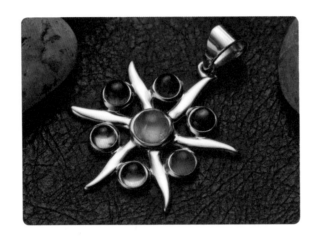

1　用較小的晶礦圍繞著較大的晶礦。

2　在臍輪放置紅色與橘色的晶礦，小石頭圍繞著一顆較大的石頭來排列。

3　使用深色或黑色的晶礦，從臍輪輕拍往下至生殖器區域與腿部。

4　在額頭放置藍色或紫色的晶礦。

5　用你的權杖在石頭上方引導能量由上往下，從頂輪去到雙腳。

　　手法可以用意念移動或聲音引導來替代，把這個當作是一個探索能量的學習之旅。

✳ 促進靈性發展的排列

1　將白色、金色、藍色、紫色及粉色的晶礦放置在上胸以及較高的脈輪，每個脈輪上都有較小的石頭圍繞著一顆較大的石頭。

2　將一顆金色或橘色的晶礦放在臍輪。

3　生殖器區域使用一顆深色晶礦或者 riverstone（河床石，大理石的一種）。

4　用權杖在晶礦上方引導能量往上去到頂輪。

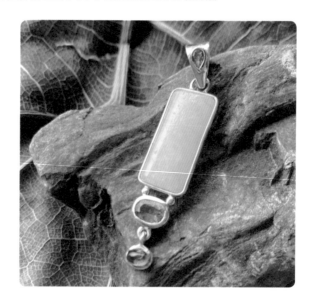

✳ 平衡脈輪的排列

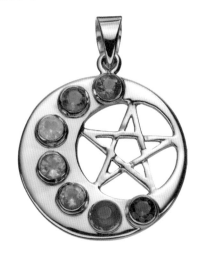

1　使用七顆對應七脈輪振動頻率顏色的石頭：

　　a.　將一顆石英水晶指向頭頂上方

　　b.　紫水晶放在第三眼上

　　c.　海藍寶、綠松石、蘇打石、螢石、青金石或藍瑪瑙擇一，放在
　　　　喉嚨

　　d.　玫瑰粉晶置於心輪

　　e.　孔雀石置於太陽神經叢

　　f.　黃水晶或其他黃色系晶礦置於臍輪

　　g.　茶晶、黑色或棕色石頭或者河床石放在恥骨

2　將透明色晶礦放置於胸骨上，指向任何一個需要支援的脈輪。

3　用權杖刷過晶礦，啟動能量。

　　你也可以選擇將七色的小型脈輪晶礦擺成水晶陣，放在你靜心的
空間或是辦公的環境裡。

✳ 清理脈輪的水晶療癒排列（適合滿月）

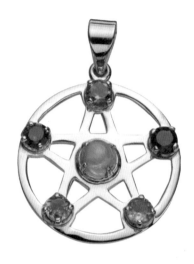

1　將透明石英水晶放在兩隻手中。

2　將河床石指向每隻腳，一顆指向頭上方（5 顆晶礦排列成星型）。

3　其他 4 顆較小的石頭放在身體上，指向需要充電的脈輪（成十字型）。

4　將脈輪石（脈輪的顏色）放在脈輪中心。

5　用權杖刷過全部的石頭，再將星星的能量帶入脈輪。

其他儀式常用與適合新手使用的晶礦

黑碧璽
Black Tourmaline

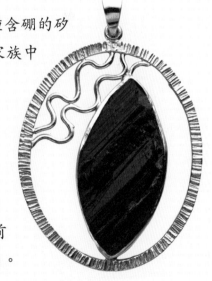

黑色電氣石又稱黑碧璽,是一種含硼的矽酸鹽礦物,屬於六方晶系,是碧璽家族中最普遍的成員之一。

它在西元 1400 年時以德國薩克森的一個小村莊茨肖爾勞(Schorl)被命名。雖然地球七大洲都可找到各類型的電氣石,但寶石結構的晶體十分罕見,也可能非常昂貴,目前市售的主要產地在巴西、澳洲與美國。

電氣石和石英水晶一樣，天然的結構讓能量可快速傳導，它們與地球共生許多年，種類與色彩繁多，流傳的應用也廣。在此之前電氣石被發現用於古代地中海區域，在印度雕刻的亞歷山大大帝雕像可證實，此歷史可追溯到西元前二或三世紀。但在大約 150 年前，它變成一種非常流行的時尚寶石。美國礦物學家喬治·坤斯（George Kunz）在 1876 年將原產於緬因州的綠色電氣石賣給現稱為 Tiffany and Co. 的珠寶公司。而美國加州所產的碧璽在 1800 年代更因慈禧太后的喜愛，間接促成了中國與美洲的礦區直接貿易線。

✧ 能量屬性與用途

所有顏色的電氣石都可以用手指摩擦兩端帶電，從而吸附空氣中的顆粒。黑碧璽是靈修中最受歡迎的寶石之一，它是一種極佳的保護型水晶，能吸收負能量並快速幫助人扎根，非常適合日常使用。古時候魔法師會用黑碧璽來驅逐邪靈與惡鬼，因此它也很適合用來淨化空間裡的情緒垃圾，並為環境帶來保護。由於黑碧璽屬於吸附型水晶，如果在配戴或使用時自行斷裂，很可能意味著它已經吸取過多的負能量，建議將它回歸大地，購買新的來取代。

✧ 搭配使用建議

　　黑碧璽對應海底輪，對於保護靈識有很明顯的效果，因此除了可隨身帶著或放入口袋中以外，也適合放在床邊。如果生活中有無法避免的負能量來源，比如家人或同事，可以將黑碧璽放在你們中間，能有效地釋放壓力並清理負面情緒。這塊實用的晶礦會透過淨化和保護一個人的能量場，起到阻斷負能量的作用。黑碧璽提供的淨化非常適合容易陷入焦慮、憤怒和常與不必要想法抗爭的人，因為它是一個轉化器，可以吸收人周圍的負能量並清理它。

　　對於那些需要面對消極同事或客戶者，若在工作環境中放一塊黑色電氣石最能夠阻擋負能量的侵襲。此外黑碧璽可以平衡並激活左右腦，進而促進體內雜質與毒素的排出，對人體健康有正面的影響。若能和透石膏和玫瑰粉晶一起製作成魔杖效果更好。

✧ 其他種類的電氣石

　　除了有七種色彩的碧璽對應七個脈輪使用外，還有黑碧璽與石英共生，形成的黑髮晶。市面上常見的黑髮晶與黑碧璽同樣具有能量保護的功效，不過它和其他顏色的髮晶內含成分不同。金髮晶與紅髮晶內部不是碧璽而是金紅石，其中含鈦成分更高的金髮晶被稱為鈦晶，被認為具有招財的功效而廣受市場歡迎。這些年越來越常見的紅髮晶

（紅兔毛屬於一種）則被認爲有招桃花的功效，這些晶礦的功能屬性可以直接對照其色彩對應的脈輪。

★ **守護星座** ★ ♑ 摩羯座

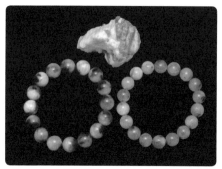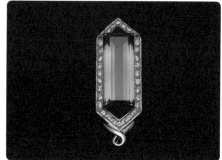

圖　（左）梅花碧璽、（右）綠碧璽

赤鐵礦
Hematite

　　赤鐵礦是一種常見的氧化鐵礦物，以塊狀、葡萄狀、板狀和最稀有的菱面礦體結構存在。這種礦物最初被稱為Haematite，這個名字源於希臘語中的血液 haima，顏色來自於其中的氧化鐵，這種礦物研磨成粉末時會變成血色。

✦ 能量屬性與用途

　　實際上赤鐵礦一直被認為能促進人體的血液循環和排毒，具有扎根與「衛」氣的效果，是強大的保護之石。赤鐵礦也是一種非常特殊的礦物，有些記載甚至認為它在 164,000 年前就有人類使用過。南非莫塞爾灣以南的一小塊區域自 2000 年以來遭多次挖掘，出土大量數十萬年前的古文物，其中一次發現洞壁上有以紅色粉末物質書寫的痕跡，

而後的研究和分析證實了這種粉末就是赤鐵礦。

　　許多古文明裡都能找到赤鐵礦的蹤跡。市面上常見的赤鐵礦呈黑灰色，但表層經常泛著彩虹光，帶著一種油脂般的潤澤感。赤鐵礦盛產於美國、瑞士、英國、澳洲、中國、印度與巴西。赤鐵顏料有接近四萬年的使用歷史，特別是被擺在重要人物的陵墓裡，顯示古人相信它具有神祕的魔法及守護的功能。

✧ 開運與療癒

　　赤鐵礦對應第一脈輪海底輪，具備穩固能量與扎根的作用，它屬於吸附型礦石，能抵擋負能量與靈識上的攻擊，是敏感體質人的首選礦石。赤鐵礦平穩的能量很適合用在壓力大或情緒起伏的時候，同時它也能幫助使用者放掉對於自己無意識的設限，讓人更有信心專注在需要執行的工作上。

　　在焦慮、沒有安全感、缺乏信心和意志力或做決定感到搖擺不定時，赤鐵礦能幫助吸收負能量，調和一個人的氣場。但也因為如此，體積小的赤鐵礦容易因為能量消耗而破碎，這時候就需要讓它回歸大地並更換新的。赤鐵礦除了適合在醫院探病與參加喪禮時用來守護個人能量場以外，也被視為是處理爭端和訴訟的守護石。

　　✹ **守護星座** ✹　　♈牡羊座、♒水瓶座

綠松石
Turquoise

　　綠松石又稱作土耳其石，屬於三斜晶系的吸附型晶礦，是一種銅鋁礦物。銅成分給予這個礦石明亮的藍色，褐紅色的部分則是鐵斑點。它的名字來自法語的 Pierre turquoise，是土耳其石頭之意，這源自於土耳其位於歐洲和亞洲之間的位置，自古就有大量的綠松石在此交易。

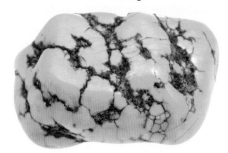

✧ 能量屬性與用途

　　綠松石是人類歷史上使用時間最長的石頭之一。在伊朗發現的綠松石珠可以追溯到西元前 5000 年；埃及人則在西元前 3200 年左右開採。約莫 1000 年前，美洲原住民開始發現綠松石並將其用於珠寶、武器和護身符的製作。這些原住民相信綠松石能讓人對宇宙提供的無限

可能性敞開心扉，這種石頭在美洲南北兩個大陸的原住民墓地中亦很常見。

綠松石的產地遍布世界，在許多古老文明與部落中都曾記載它被用來做為魔法石，尤其是對薩滿和戰士具有保護作用，同時這些原住民相信綠松石可以促進清晰的洞見與預測，連結人的靈性力量。

綠松石對應第五脈輪喉輪，可用來做項鍊配戴，幫助人真實、真誠地表達心中的感受，常被用來調節人際關係裡的衝突，在工作和事業方面也可支持人將創意的想法更明晰地表達出來。

✧ 開運與療癒

綠松石被認為能帶來幸運與成功，亦能讓人連結自信，變得更有力量。對於過於保守的人建議可使用綠松石讓自己變得更積極、有行動力；對於激進急躁的人，它能很好地吸收浮躁的能量，調和整體的狀態。自古以來，綠松石被旅行的人大量使用，因為它能保護出行安全（預防墜馬）和降低被盜竊的機率。比較需要注意的是市面上許多假綠松石，多是用白紋石染色而成，購買需要謹慎。

✷ 守護星座 ✷　　♏ 天蠍座、♐ 射手座、♓ 雙魚座

藍晶石

Kyanite

　　屬於三斜晶系的藍晶石主要成分爲矽酸鋁，從外表可看見明晰的長刀鋒結構，晶礦的顏色通常會混和白色、淺藍色與深藍色。它的英文 kyanite 源自希臘文的 kuanos，即藍色之意，主要產區爲巴西、緬甸、墨西哥、南非、納米比亞與肯亞等國。

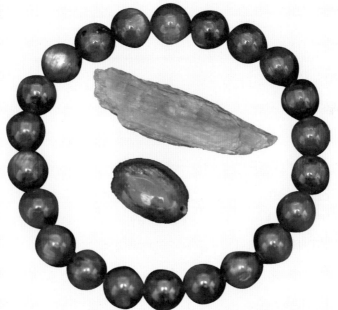

✧ 能量屬性與用途

藍晶石是一種具傳導性且促進能量移動的晶礦，它不會吸收負能量，因此不需要淨化，很適合用在靈氣或其他能量療癒的工作當中，也可在水晶排列中作為不同晶礦間的能量橋樑。

✧ 開運與療癒

藍晶石能成為存取意識的橋樑，並支持靈通力的擴展。它主要作用在第三眼與頂輪，連結兩者可讓使用者理解不同頻率的訊息。使用時請將藍晶石放在床頭，甚至直接在睡前放在第三眼的位置，隨著身體進入睡眠與休息，意識將展開另一段旅程。在睡夢中使用者可能會接收到靈性引導者、守護天使或宇宙的訊息，藍晶石會支持對這些訊息的理解和領悟。如果你在生活當中遇到一些不確定性和迷茫，也可以使用藍晶石幫助你在夢境中尋找問題的源頭，甚至是答案。

藍晶石除了能用在夢境與潛意識解讀工作以外，也能支持星光體投射，就是靈魂旅程。因為藍晶石能夠協助意識調頻到日常理解以外的維度與境界，持續推升往更高頻率與向度的移動。使用者能夠吸收能量並且將之扎根，這意味著你做靈性工作都能在地球上被顯化。

✦ 守護星座 ✦　　♊雙子座、♓雙魚座

黑藍晶
Black Kyanite

黑藍晶在富含鋁的偉晶岩當中經歷極度高壓所形成，因此具有獨特的扇型結構。市面上大多數的黑藍晶源自於巴西米納斯吉拉斯州，另外就是緬甸、南非與印度。

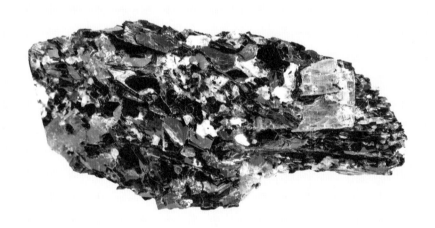

✧ 能量屬性與用途

　　和多數的黑色晶礦一樣，黑藍晶具有強大的保護力，但它亦是「覺醒之石」，因為它能在一個人的能量場周圍形成一種無法被穿透的乙太泡泡，讓頭腦運作緩和下來並放鬆，讓威脅或有害能量無法干擾，一個人可以安心地轉入內在，平靜地呼吸。

✧ 開運與療癒

　　黑藍晶對於悲傷之人，或經歷打擊而情感脆弱的人具有極佳的情緒體安撫效果，當然如果一個人正面臨極端的壓力甚至是創傷事件，也很適合使用它。因此，若你必須要進入一個令你感到不舒服的環境或情緒激動的情境，可以隨身攜帶一塊黑藍晶穩定和保護自己的能量場。

　　黑藍晶能夠啟動人體脈輪的整個通道，並支持身心靈全面的重新校準與平衡，非常適合用於冥想或呼吸療法，長期使用會發現日常生活的負面思緒與信念越來越少，做決定時也更加清晰。使用時請將黑藍晶的扇面朝下，像掃把一樣把能量體裡的汙染與阻礙清除。

★ 守護星座 ★　　♈ 牡羊座、♎ 天秤座、♓ 雙魚座

石榴石
Garnet

石榴石在西元前 325 年就被亞里士多德的傳人泰奧弗拉斯托斯記錄過,其英文 garnet 源自於 gernet 和 granatus,有深紅色、穀物或種子之意,比喻它像水果石榴的樣子。石榴家族包含六種晶礦:鐵鋁榴石、鎂鋁榴石、錳鋁榴石、鈣鐵榴石、鈣鋁榴石與鈣鉻榴石,產區遍布世界各地。

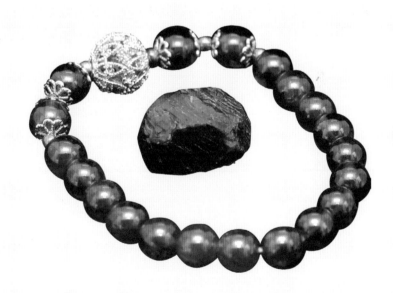

✧ 能量屬性與用途

它自古以來被認為對於出血、發炎性疾病及壓抑的憤怒有奇效，古時醫生相信類病類治，因此與血有關的疾病通常都會將石榴包含進藥方裡。亞洲部落的族人甚至將石榴石做成子彈，認為它比一般子彈的傷害力更大。從這樣的晶礦使用歷史不難看出為什麼石榴石被認為具有喚醒一個人內在的火焰、激發出最強生命力，並能帶出核心的力量，它能將一個人的自信與堅毅帶到頂峰。

✧ 開運與療癒

當一個人能夠回歸本然的自在，即便是最負面的振動頻率都能夠蛻變成正面的頻率，且日常的焦點會回到自身以及個人的成長。人在一生當中難免會遇到身旁有人否定我們，或者是試圖用他們的價值觀與世界觀來改變我們，然而只有我們自己才能去經驗生命的課題、明晰這趟旅程的學習與意義。石榴石蘊含的大地能量可以幫助使用者獲得內在掌理的力量，消除外在聲音的干擾，從而恢復靈體原有的秩序。

石榴石具備顯化與實現的能量，象徵生命力的紅色光芒喚醒人內在的渴望，並獲得逐夢踏實的實踐力量。使用時建議將內心的目標對著手中的晶礦說出來，一方面是對於你意識明確的提醒，像是播種一般，讓有聲的語言與晶礦的顯化力結合，令這些夢想伴隨你的付出與努力成真。

✧ 守護星座 ✧　　　♈ 牡羊座、♌ 獅子座、♍ 處女座、
　　　　　　　　　　　♑ 摩羯座、♒ 水瓶座

孔雀石
Malachite

　　孔雀石是一種以獨特的漩渦狀形成的碳酸銅礦物，結晶形式的礦體極爲罕見，它於 1747 年被正式記載，由礦物學家 J. G. Wallerius 命名，取自希臘語的 malache（錦葵），代表它鮮豔的綠色。孔雀石礦通常與藍銅礦和矽孔雀石一起出現，目前市售的孔雀石多來自於非洲的剛果與尚比亞、俄羅斯和中東一些地區。

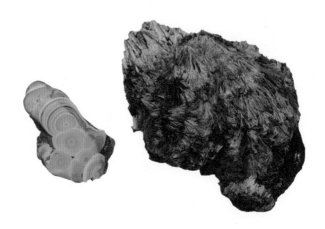

✧ 能量屬性與用途

據考古研究發現，早在西元前 3000 年孔雀石在埃及就被廣泛用於珠寶和飾品的製作。中世紀時孔雀石被人們視為具有保護作用的礦石，可以避開邪惡之眼，此外它也被當作治療胃病的藥物。

孔雀石是抵禦負能量的首選礦物之一，它使我們的能量場保持正面積極，同時可以將負面消極的能量向外推散。孔雀石以能在使用者周圍形成「隱形斗篷」而聞名，讓使用者遠離魔法或能量攻擊，不易受到負面能量的影響。它有助於情緒平衡，尤其是當一個人感受到周圍的人將精神或情緒包袱丟在自己身上的時候。

孔雀石能賜予一個人面對、克服生活中所遇到的情感挫折和身體障礙，激發他們迎向挑戰的意志力，因此它也能支持缺乏自信和自我責任感的人。

✧ 開運與療癒

孔雀石鮮豔的綠色對應心輪，這種能量強大的礦物能打開心扉，幫助人在生命的各個層面實現平衡，因此可以很好地協助一個人開啟精神之旅，是修行人內在探索與自我工作的成長必備品。

平時使用特別要注意的是孔雀石屬於能量吸附型礦石，結晶狀的孔雀石可以在光滑面使用水來淨化，非結晶狀的孔雀石原石只能簡單

快速地用煙燻淨化法。它在療癒方面雖然效果顯著，但礦石本身能量消耗很快，建議不要用體積太小的孔雀石來做療癒，它很快就會被損耗而變得灰白並失去光澤。

★ 守護星座 ★　　♏ 天蠍座、♑ 摩羯座

紅紋石 / 菱錳礦
Rhodochrosite

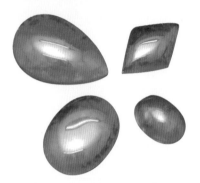

　　菱錳礦俗稱紅紋石，也稱爲印加玫瑰，是一種稀有的碳酸錳礦物，地球上僅少數地區存有此礦脈。菱錳礦多以塊狀、柱狀、葡萄狀和球狀（通常爲帶狀）的形式結晶，很少會有晶體形式的菱錳礦，只有少數礦區有生產寶石級的菱錳礦；也因爲它是寶石王國中爲數不多的菱形晶系礦物，在市場上甚至可以賣到 5、6 位數。

　　美國科羅拉多州阿爾瑪市的 Sweet Home Mine 礦區曾是少數開採出近乎完美菱錳礦寶石的地方之一，其他主要產區包括阿根廷、祕魯、俄羅斯、烏拉圭和南非。

✧ 能量屬性與用途

　　菱錳礦是阿根廷的國寶石。12-13 世紀時印加人在大量開採銀礦時發現了菱錳礦，他們相信這些石頭是失落的印加帝國國王和王后的鮮

血硬化而成，因此菱錳礦象徵力量、權力和毅力。

菱錳礦的能量光譜由白色、粉色到暗紅色，對應第一脈輪和心輪，它能把光帶入心的傷痛，這種振動頻率能激發愛的勇氣，就像是一位戰士，即便負傷也不會放棄心的追尋。

✧ 開運與療癒

菱錳礦最關鍵的功能是療癒情緒體，讓受傷的心願意敞開接受光，它像是一種提醒：將自己放在第一位，照顧好自己，因為失去身心健康和力量的人無法提供愛和幫助給有需要的人。菱錳礦可幫助人放下內心的悲傷與痛苦，能提供患有創傷後壓力症候群（PTSD）的人一份支持與療癒。

每天佩戴或攜帶一塊菱錳礦有助於人平復情緒，並將意識推向喜悅與幸福的狀態。它的鎮靜和舒緩能量可以將愛、平靜、和諧與和生命力注入一個人的氣場中，讓經歷重大情緒事件的人有機會恢復如初，並支持他／她去面對並克服生活中的困難與障礙。感到擔憂或悲傷時，可將一塊菱錳礦貼近心口，連結並接收它穩定的振動頻率。

菱錳礦是高頻能量的礦石，它能讓人感受到新的開始和機會就在眼前，只需要一點點自我的愛便能往前邁進。

✦ 守護星座 ✦ ♌ 獅子座、♏ 天蠍座

草莓晶
Strawberry Quartz

草莓晶是一種稀有的石英水晶，含有赤鐵礦與雲母的成分，它的顏色深淺取決於石英晶體中的鐵含量，含有大量雲母片的草莓晶甚至會有映射現象。草莓晶在中國與巴西均有大型的礦床被大量開採。

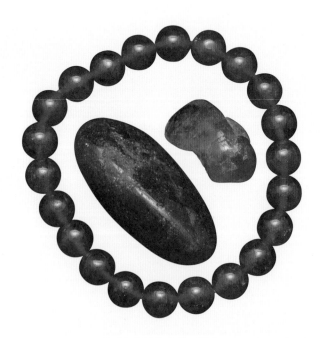

✦ 能量屬性與用途

　　草莓晶能照耀心輪，讓一個人的能量場往下扎根。使用它來冥想可以感受到其中鋰雲母溫柔的能量自然流動，你只需感知它並允許這股陰性的力量舒緩你的身體。這種礦物的組成有助於校準脈輪系統並調和人的能量，幫助使用者找回內在情緒的健康與平衡狀態，進而支持更好的表達和發揮。當一個人開始深入地了解自己，便有機會發現長久以來忽略的興趣與熱情。草莓晶亦能支持受過打擊的人找到新出路，再次為生命注入新的希望。

✦ 其他靈性用途

　　草莓晶的能量非常適合正在處理焦慮、PTSD、憂鬱症或其他情緒障礙的人，因為這些問題多數源於壓抑的情緒和未消融或未解決的負面感受。草莓晶會支持一個人打開心輪，或在心輪中探索曾經因為一些過往經歷而封閉起來的原因。你可以嘗試將一塊草莓晶放在心輪上做冥想，並允許潛意識或能量層面的狀態浮現出來，或許會帶來新的啟發與開示。

　　使用草莓晶最需要注意的就是很容易買到偽造與人工合成的晶礦，天然草莓晶的顏色區間很大，真品通常也會有礦缺與裂痕，建議問清楚產地並向有信譽的商店購買。

✦ 守護星座 ✦　　**12 星座都通用**

捷克隕石
Moldavite

摩達維石俗稱爲捷克隕石，被認爲是由 1480 萬年前在地球上墜毀的隕石所形成的。隕石碎片散布在整個現今的捷克共和國，就是波希米亞平原。這些「殘骸」幾乎都是隨機被發現的，預估當時隕石的撞擊高達 6 萬億兆噸，被認爲已完全穿過地殼進入地球核心。

✧ 能量屬性與用途

人們使用捷克隕石的歷史可追溯到西元前 25,000 年，東歐新石器時代的人們將它視爲生育和財富的護身符，考古學家也發現它被製作成爲箭頭。1908 年「維倫多夫的維納斯」（據信有 30,000 年歷史）出土時，在旁邊發現了隕石護身符和切割工具。關於摩達維石最廣爲人知且最具爭議的是：它是聖杯上的石頭。當時被認爲是祖母綠，但亦有其他不同的看法。

傳說描述了聖杯如何被用來治癒人們並且能自行補充和恢復，而捷克隕石確實具備這些特性，因此它被認爲是轉化之石（Stone of Transformation），從古至今和祖母綠一樣受到人們的喜愛與追捧。

✧ 搭配使用建議

捷克隕石屬於能量放大型晶礦，很多人第一次觸碰它時會感受到一股熱流，這種現象非常普遍，甚至出現「Moldavite flush」這詞彙，就是用來形容它放送出來的能量沖刷效應。

這種沖刷會將振動頻率傳遞到全身，並產生一種輕微的刺痛感，有些剛接觸捷隕的人會承受不住它強大的能量，配戴時恐會感到頭暈目眩而需要取下來。若你遇到這種情況，建議在第一次使用時搭配一塊扎根的晶礦，像是紅玉髓、黃鐵礦、紅石榴石、雪花黑曜石這些大地系晶礦，或者是搭配粉晶、海藍寶這類溫和的晶礦；而孔雀石則是能很好地調和捷隕強大的能量。

我自己配戴和使用捷隕的經驗是，要等待一段時間後才能慢慢適應它的能量，那種刺激的身體感知與生理反應才會緩和許多。水晶治療師推薦將捷隕和赫基蒙閃靈鑽搭配使用，我覺得這種飛天組合不太適合初階選手，建議交給經驗豐富的水晶能量治療師比較妥當。

✦ 守護星座 ✦　　12 星座都通用

橄欖石
Peridot

　　橄欖石是一種富含鐵和鎂
的矽酸鹽，它經常可以在玄武岩礦
脈裡被找到，通常以微小顆粒的形式結晶，或小稜柱狀的晶
體，偶爾會形成大塊的結構。

　　由於橄欖石中的鐵含量不等，它的外觀色彩從淡黃綠、
檸檬綠、橄欖綠、翠綠、棕綠到深綠色都有，因此它的能量
對應著第三與第四脈輪。橄欖石的已知人類使用史存在著不
小的爭議，最早的紀錄出現在西元前 300 年，這獨特晶礦的
主要礦床位於澳洲、巴西、墨西哥、中國、巴基斯坦、斯里
蘭卡和美國亞利桑那州。此外，在一些墜毀於地球上的隕石
裡也發現了橄欖石，讓它藉此多了一個星際水晶的標籤。

✧ 能量屬性與用途

　　作為十分受歡迎的療癒石，橄欖石可帶來一個人內心的嚮往和個
人意志兩者間的重大改變，這種整合第三與第四脈輪的能量工具很珍

貴。人的心每天都在感受和釋放情緒，臍輪負責情緒的處理過程，腸道被稱爲人的「第二大腦」，它可以解讀來自人體最重要器官的不穩定情緒；積壓的負面情緒若未能消融，可能會嵌入內在和意識的核心，從而導致日常的焦慮狀態與不適。

冥想時使用橄欖石，它的綠色振動頻率會配合指定的呼吸技法，輔助使用者來消融這些埋藏在深處的情緒與感受。橄欖石亦能打開配戴者的心，幫助這個人深入自己的系統，整合肉體、情緒體與靈性體，讓他明晰自己是誰以及生命的方向。橄欖石的能量還可以守護一個人的內在完整性，讓他有足夠的力量與穩固去穿越生命的挑戰，支持他適應生活中的變化。

✧ 其他靈性用途

除了療癒能量場和身體以外，橄欖石也能提高一個人的頻率，並支持脈輪系統整體的平衡與協調。首先橄欖石會提高一個人的自信，獲得設定新生活目標的意志力，整體的信念感隨之提高，務實來說，這會讓人在情感上更加獨立，並讓你創造自己的時間和空間去釐清渴望與實際行進的方向，不被外在的雜訊所干擾。

透過使用橄欖石做冥想和靜心，你能更好地與自己連結，這會讓一種內在的洞見與清晰油然而生，獲得新的生命視角，甚至找到力量去超越自己，投入更多的創造與顯化。

✦ 守護星座 ✦　　Ω獅子座、♍處女座、♐射手座、♏天蠍座

拉利瑪

Larimar

拉利瑪被稱爲亞特蘭提斯石、海豚石或 Stefilia's Stone，是一種極爲稀有的鈉鈣矽酸鹽，屬於針鈉鈣石家族。雖然針鈉鈣石礦脈遍布世界各地，但多數呈現灰色或白色，拉利瑪柔和的藍色是因爲礦成分裡的銅取代了鈣。

在劇烈的火山活動期間，熔岩的流動吸收途經地質的所有礦物，直到熔岩流過洞穴和堤壩，美麗的拉利瑪礦便在玄武岩的縫隙或孔洞中形成。目前這種獨特的礦石只在多明尼加共和國的巴奧魯可省山上有出土。

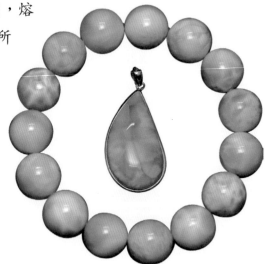

✧ 開採背景與有趣故事

據記載，拉利瑪海紋石首次被開採的時間點可追溯到 1916 年，但採礦任務在開始前就因負責加勒比海島上探險礦業部拒絕勘探而失敗了。直到 1974 年地質學家 Miguel Mendez 和美國和平部隊的志願軍 Norman Rilling 在巴奧魯可山腳下的海灘發現了拉利瑪的碎片。

當地人不認識這顏色奇特的石頭，以為是海水沖刷帶來的，Mendez 卻認定這是一塊全新的礦石，並以女兒 Larissa 的名字命名為「Larimar」，mar 西班牙語中是海的意思，最後經過大量的研究和測試後才宣布拉利瑪來自上方的山脈。這促使拉利瑪最重要礦區 Los Chupaderos 的成立，該礦如今仍在使用中，並擁有 2,000 多個持續運作的豎井，這也是地球人取得這美麗的海洋之石的唯一途徑。

✧ 能量屬性與用途

拉利瑪對於總是控制情緒且難以表達內心真實感受的人來說，是絕對完美的療癒石。它能激發並解鎖喉輪，促使一個人向身邊親近的人敞開心，探討自己正在面對的問題。這種礦石有助人的頭腦平靜下來，讓心裡真實的感受與情緒浮現。

當人可以去描述並與他人分享自己正面臨的困難時，他很快便能夠意識到解決方案確實存在；透過喉輪流動，也就是言語的表述，人可以更好地了解自己和需求。反之，當一個人的頭腦不清晰，或是被

不必要的負面信念或消極想法汙染，就很難找到解決辦法。拉利瑪可支持一個人連結到內在的力量，並體會表達心中感受的重要性。

✧ 其他靈性用途

對於在生命中經歷過創傷以致於無法繼續前進的人而言，拉利瑪非常有效，因爲它能調和情緒體的狀態並消融心中的焦慮與不安，且創造出應對當下生活的內在空間，去發現這些艱難的事件或挑戰需要莫大的勇氣與力量，而這正是自己內在擁有的潛能。這些經歷是絕佳的學習機會，幫助一個人意識到自己是誰。

作爲水晶治療師首選療癒石之一的拉利瑪，能量溫和亦強大，可以選擇隨身配戴或放一塊原石在口袋裡，這能有效地推動一個人朝解決問題、放鬆和自我進化的方向前進，透過深入痛苦來獲得巨大的成長。

✦ **守護星座** ✦ ♌獅子座

青金石
Lapis Lazuli

　　青金石是一種富含鈉鋁矽酸鹽的礦物，經常與它生長周圍的變質岩成分結合，像是天藍石、方解石、黃鐵礦和方鈉石。它的名字源自拉丁語 Lapis 石頭之意，而波斯語 lāzaward 的意思是天空或天堂。在古代青金石曾被誤稱爲藍寶石或拉丁語 Sapphirus。

　　目前市場上品質最好的青金石礦床位於阿富汗巴達克山省的 Koksha Valley 的 Sar-e-Sand 區，與多數礦物不同的是青金石是在洞穴中被發現，而不是在傳統礦山中。青金石目前的其他產區包括智利、加拿大、俄羅斯、緬甸和美國。

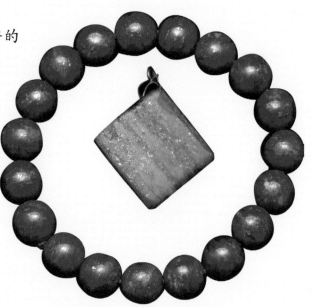

✧ 歷史背景與運用

　　青金石在整個人類文明史上都被當作是尊貴的寶石，只有帝王與皇室成員可配戴，無論是好萊塢的電影《埃及豔后》或中國宮廷劇《步步驚心》裡都常見到。近年來青金石則因爲 New Age 新時代運動獲得人們更廣泛的追捧，因此市場上常見僞造的青金石，像是染色的瑪瑙呈現出亮藍色。建議仔細檢查並確認產地，且最好是向值得信賴的商家購買。

　　這種礦石最古老的社會用途可以追溯到青銅時代，在東地中海、古埃及、美索不達米亞平原兩河文明的考古研究中都有記載：青金石出現於各地的貿易。聖彼得堡大教堂的柱子、圖坦卡蒙國王的石棺、埃及豔后的眼影等亦都記載使用了青金石。此外，青金石還曾被磨成顏料，被達文西與米開朗基羅等著名藝術家用於繪畫中。《聖經舊約·出埃及記》裡也記載著：若站在一塊青金石上便可看到以色列的上帝，這豔麗尊貴的礦石自誕生以來就影響著地球上的人類文明發展。

✧ 能量屬性與用途

　　青金石的振動頻率主要對應第六脈輪的第三眼，是一種強化頭腦、喉嚨和心中心之間交流的石頭，使用者很快便會發現自己往外輻射出情緒體的眞相，同時它的能量可提升智力、內在的視野並擴展心智能力。

不只是西方的國王、王后、公爵和埃及法老鍾愛，中國的皇帝與高級官員也會配戴使用，這些古人都意識到青金石對大腦的強大影響，透過深度冥想靜心，青金石啟發帶來的訊息有助於理解自己的想法並調整行為。

✧ 開運與療癒

天藍石是青金石的主要礦物成分，它具有高振動頻率，能開啟一個人的第三眼，促進意識提升、吸收更高維度的知識來追尋真理。當這些屬性與其他礦物成分，像是黃鐵礦、方解石和方鈉石結合，人的本質與天賦彷彿被重新點燃一般。其中，黃鐵礦有助處理想法並將它變成現實；方解石的成分可喚醒一個人體內潛伏的神祕能量；方鈉石則增強洞悉真相的能力，讓人真正了解思緒想法和情緒體狀態的關聯性。想法是人每天都在發出的強大振動頻率，當人能理解思想與信念的源頭時，便能更好地掌理它。

★ 守護星座 ★　　♐射手座、♒水瓶座、♓雙魚座

閃靈鑽
Herkimer Diamond

閃靈鑽石是 18 世紀工人在紐約赫基蒙（Herkimer）郡莫華克河谷切割石頭時發現的石英水晶，預估這種礦石有 5 億多年的歷史，它在新時代運動中變得十分受歡迎，因為它能增強一個人的靈性潛能並提升意識的頻率。

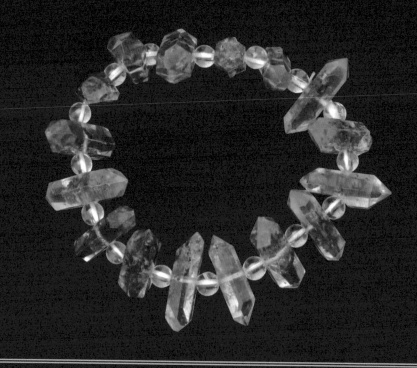

✧ 能量屬性與用途

　　赫基蒙鑽是一種非常高振動頻率的水晶，常被稱為調頻之石（Stone of Attunement），它的能量可以幫助人在不舒服的環境中得到放鬆，並在遇到挑戰與困難時引導人往正確的方向前進。在靜心冥想中使用這種水晶有助星光界與物質界的頻率連結校準，提升一個人的心電感應力，促進與指導靈更好的溝通。

　　赫基蒙鑽的高振動頻率讓它經常被靈媒用來做透視與預測，也被認為能提高一個人在這方面的靈通能力。高振頻的能量透過赫基蒙鑽來傳遞，這讓它常被用在薩滿通靈手術相關的治療，將它放在身體疼痛的部位，幾分鐘內就會感受到紓緩。

　　✦ 守護星座 ✦　　　♈牡羊座、♐射手座

琥珀
Amber

　　琥珀是一種已經石化的天然植物樹脂，內含碳氫化合物等成分。從技術上來說，地質學家們不會將琥珀定義為晶體，因它是有機物質所生成，且大多數是由 4 千萬年到 1.2 億年前存在的樹木所形成。

　　目前人類發現最古老的琥珀可以追溯到 3.2 億年前，是 2009 年自美國伊利諾伊州的一個煤礦中出土的。地球上最大的琥珀礦床位於歐洲波羅的海區、西亞以及俄羅斯的柯尼斯堡。市場普遍認知：將近 90% 可提取的琥珀來自俄羅斯。海浪將這些上古遺骸從洋底撕下碎片，再將它們拋到海岸線上，人們才發現了琥珀碎塊。其他重要的琥珀產地包括緬甸北部克欽邦、烏克蘭西部和多米尼加共和國。

✧ 悠久的人類使用紀錄

琥珀通常呈現太陽光般的金黃色調，但也有些是深黑色、灰色或藍色。它還有個好玩的別名，因其外觀神似山貓（猞猁）凝固的尿液，所以又稱爲 Lyncurius；而這也和它的神祕背景有關，琥珀是人類最早使用的天然資源之一，目前最早的發現是在新石器時代（12,000 年前），後來在荷馬的史詩《奧德賽》中也有記載。古人認爲它有療癒的功效，還能抵禦邪神惡靈，因此用它來製作珠寶、護身符和小飾品。而琥珀的藥用特性紀錄遍布全球各地古文明遺跡，在埃及古墓、印度神廟和歷史悠久的亞洲祈願勝地均發現了碎片。此外，在古代和現代中醫療法中也記載了琥珀豐富的療癒功效，它舒緩和恢復活力的作用被認爲得以用在癲癇、血液疾病、健忘症、泌尿系統疾病和血瘀，通常會被磨成粉末做爲口服藥方，知名老中醫焦樹德的研究中就有記載。

琥珀中藏有昆蟲的事情多年前已經被電影《侏羅記公園》廣泛傳開，生物學家確實透過琥珀所包裹的生物顆粒得以更仔細地研究古代生命，像是原始世界中已經滅絕的物種和物質。至今光是從緬甸克欽邦的琥珀中便發現了 1,300 多種物種。

✧ 能量屬性與用途

琥珀的震動頻率對應第三和第二脈輪，經常佩戴它可支持一個人的直覺變得更加具象與清晰。人的第二大腦位於腸道，這個能量中心幾乎囊括形塑「這個人」的所有成分，若是不再使用、擴展個人知識，

這些決定「一個人是誰」的特質便會變得不活躍甚至凝滯。琥珀的能量可以刷新並重塑一個人的情緒體運作，引導人呈現真實的本質，促進內在和外在的成長。它會強而有力地在你的心智結構中注入改變和不適（本應當被重視的），催化更快的、正向的自我發展。

使用琥珀時別忘記你手中握的是一塊在完全不同的世界與時空中形成的古老物質，上古地球內部的能量極不穩定，蘊藏著強大的生命力，那是個允許巨人、神奇動物和草木繁榮生長的時代。它曾經為地球奧祕的生長提供了必要的養分，現代的你也能夠運用這種能量。建議使用一塊喜歡的琥珀開始靜心冥想，透視眼前的人生道路。此外，將琥珀帶到體能鍛鍊或健身課程也能增強意志力與專注度。

✧ 琥珀與柯巴脂的區別

琥珀和柯巴脂（Copal）經常被混淆，市面上也有些不肖商人將成本較低的柯巴脂當作琥珀來販售。琥珀和柯巴脂都是樹脂，兩者都是有機寶石，都可能內含植物或昆蟲等其他物質，但它們年齡差很大！前者是上古時期經石化後的碎片，後者卻仍是易融的狀態。與其他寶石相比，它們相對柔軟，前者的摩氏硬度約 2-3，後者只有1.5。柯巴脂是一種特殊樹脂的名稱，它來自生長在美洲中部的馬蹄果樹（Protium Copal，橄欖科），也可以在位於東非的疣果彎葉豆（Hymenaea Verrucosa，豆科，台灣也有）樹上找到。因為用途廣泛，柯巴脂在中世紀時被整個歐洲大量使用和交易，從藥用、珠寶到流行

一時的木材拋光劑都有它的蹤跡。據說古代馬雅人將柯巴脂作爲儀式的天然香焚燒，這個傳承至今在美洲原住民部落都還存在。

近年來科學家的研究發現，接觸柯巴脂會令動物的焦慮行爲減緩，和古人將其作爲抗焦慮物品或藥方的紀錄吻合。以顏色來區分，柯巴脂和琥珀還是有差異，雖然一般都認爲琥珀是濃郁的暗金色調，柯巴脂是淡黃色或無色；但比較有根據的測試方式像是指甲測試硬度結果呈現，柯巴脂較容易被指甲刮壞；當然，最理想的情況是用紫外線測試，就是將黃色寶石放在紫外線燈下，若完全沒有顏色變化的，便是柯巴脂，若變成淡藍色，那就是琥珀。另外，就是摩擦測試，用軟布（最好是羊毛）用力擦拭寶石，眞的琥珀會散發出樹脂香氣，同時獲得大量靜電荷，很容易吸附小紙片或頭髮。如果是柯巴脂，摩擦會讓它變軟，甚至摸起來很黏。再來就是鹽水測試，將食鹽和溫水混合，琥珀放進水中會漂浮，柯巴脂或者是混合塑膠的人工品則會下沉。最後就是針刺，加熱一根針後於不明顯處戳寶石，若它開始輕微熔化，那就是柯巴脂，若沒有那麼快融化並開始散發出輕微的煙熏松香，就是琥珀。

✦ **守護星座** ✦　　♌獅子座、♎天秤座、♒水瓶座

紅寶石
Ruby

　　紅寶石是一種極其堅硬的氧化鋁（被稱為剛玉），屬於六方晶系，與藍寶石並列為剛玉的主要品種。紅寶石的顏色範圍包括紅色、粉紅色和血橙色，有時也會找到藍色和綠色品種。強烈且大膽的紅色來自於礦石內的鉻元素，有些紅寶石內的氧化鈦含物會導致光擴散效應而形成六角星形。名稱 ruby 源自拉丁文「紅色」的意思，目前世界上主要礦區分布在緬甸、印度、巴西、泰國、斯里蘭卡和美國。

　　這種獨特的晶礦早在聖經時代就存在，直到 1800 年代初，許多紅寶石都由現在被稱為紅色尖晶石和石榴石組成。許多古老的神祕傳說都圍繞著人類的紅寶石使用史，傳說將紅寶石植入人的肉體會使其刀槍不入並提供保護；在中世紀的歐洲，紅寶石被用來促進使用者的身體健康和消除負能量。中國傳說元世祖忽必烈用一整座城市換取一顆巨大的紅寶石。

✧ 能量屬性與用途

　　一直以來，紅寶石都被稱爲貴族之石。紅寶石散發出最高振動的
純紅光，這個頻率與終極生命力會產生共鳴，這讓它成爲一顆強大的
扎根石，可促進氣的循環、生成與滋長，讓身體所有系統和器官生機
盎然，從而發揮最佳效能。它刺激氣與能量的調和與流動，將生命力
直接吸入根部，有效地激發生理、情緒和心智各個層面的活力，讓紅
寶石成爲那些常感到缺乏力量的人的最佳轉化工具。紅寶石能有效聚
集並放大能量，同時讓精神集中，使用者可將龐大的能量聚焦在目標
上。

　　紅寶石能帶出一個人內心的堅毅，賦予逆境前行的勇氣和力量，
同時激發使用者對生活的熱情，鼓勵追求自己所嚮往的。在面對失敗
或痛苦的情況下，這塊寶石的震動頻率會消融絕望和挫敗的情緒，有
效避免消極情緒的內耗。紅寶石可以支持任何對自己缺乏信心而焦慮
的人，以及那些經常害怕未來和改變的人，因爲它的能量可化解對死
亡的無明恐懼，不讓害怕與猶豫阻止一個人在生活中前行。除了克服
阻礙行動的恐懼以外，它還能進一步激勵人去直接面對任何可能帶來
的消極心態和導致焦慮的障礙。紅寶石也有助於夢境探索，想要將意
識與清晰度帶入夢境的人可以使用它，它強烈和生動的能量會增加人
對於夢中意象的理解。

✧ 搭配使用建議

由於紅寶石自律與決心的屬性，它所傳遞的力量和勇氣能很好地與藍寶石結合。而玫瑰粉晶與紅寶石的組合則能帶來熾熱的激情，有助療癒和修補任何破裂或老舊的關係。

✦ **守護星座** ✦　　♈牡羊座、♋巨蟹座、♌獅子座、♍處女座、♏天蠍座、♐射手座

祖母綠
Emerald

　　祖母綠是綠柱石的一種，常以塊狀和棱柱狀的形式結晶。這種寶石曾以希臘語 Σμάραγδος（Smaragdus）命名，是綠色寶石的意思。不過歷史研究認爲過去記載的許多綠色寶石並非眞正的祖母綠，目前世界上最高品質的祖母綠來自哥倫比亞，此地出產的含有最純淨的鉻／釩色調，讓這些寶石散發出深綠色的光芒。此外巴西、俄羅斯、非洲、埃及和澳大利亞也有可觀的祖母綠礦脈。

　　由於祖母綠獨特的顏色，讓它自人類社會發展以來便受到追捧與使用。托特神的祖母綠石板便是一本煉金術書，據信這本以祖母綠雕刻的書記載了地球上最古老的奧祕知識和神祕力量。所羅門王被上帝賜予四枚力量戒指，其中一枚便是祖母綠。新格拉納達（南美洲北部）區域的古代原始部落將祖母綠作爲觀賞祭品，獻給他們的太陽神和月亮神。早在 1242 年，人們認爲蛇看到祖母綠就會失去視力。1967 年哥倫比亞的小鎮加查拉（Gachalá）出土了有史以來最大的祖母綠礦，這顆加查拉祖母綠重達 858 克拉，現在被收藏在美國史密森尼博物館。

✧ 能量屬性與用途

祖母綠具備自由流動的能量，並直接供給第四脈輪心輪能量。這品種的綠柱石震動頻率是純粹的愛、慈悲、感官性與療癒。這種珍貴稀有的晶礦能汲取一個人情緒體的真相，並將之投射、顯化到物質世界。人的心空間能容納各種情緒，為了維持心的寧靜，我們需要自行釋放那些不必要的執念。無論一種經驗的好或壞，若是無法釋放它，那相關的情緒便可能讓一個人對新的經驗卻步。這種「緊抓」的模式源自於害怕面對這類經驗所引發的情緒激盪。

祖母綠的能量會幫助一個人看見自己周遭形成一層愛的防護罩，然而這種愛僅是表象，是一個虛假的盾牌，為頭腦和情緒體的產物，目的是要防禦心的空間。這個保護屏障一開始會讓人覺得有安全感，但時間一久，它會開始影響你的整個系統，因為心無法透過真正深入的連結獲得滋養與生命力，最終導致敏弱和不安全感。當一個人經常配戴或使用祖母綠，便會為這個防護機制的形成原因產生洞見，只要理解了緣由，此人便能選擇解決議題的根本而不是繼續使用防衛。當人開始有意識地照顧自己的身心，他會發現心中渴求的、純粹的愛一直都在內在。

✦ **守護星座** ✦　♈牡羊座、♉金牛座、♊雙子座

∞ 後記

　　這本新月水晶的書的初步資料蒐集與照片拍攝和整理，我其實四個月內就完成了，朋友們一開始很驚嘆我寫稿的速度，但其實這對於占星從業人員來說，不是什麼太難的事情，畢竟十二星座的月運勢隨便寫寫就一萬五千字，倒是跟出版社溝通如何讓這些原始內容、充滿身心靈術語的字句更「大眾化」，並且讓新手更容易理解，我需要花更多時間去展開說明。校稿與調整花的時間很長，卻也在這個過程當中和晶礦們的能量共振，甚至在一個天蠍滿月時做儀式，蠟燭發爐到損毀不少器具和硬體，無疑是相當強烈的沉浸式體驗。

　　在長達半年的來回校對過程當中，我意識到需要把那些形而上學的能量體驗與魔法儀式用更「親民」的方式呈現出來。這主要是因為市售的水晶與魔法書籍多數由所謂的「傳訊者」撰寫，這意味著他們是接收到「其他次元或維度的訊息」，再去轉譯、傳遞給地球上的人類，若是用教科書的方式閱讀，會很難明白這類型書籍裡的資訊，必須要透過實際操作才能體悟。

　　起初這本書的晶礦資訊很大程度是頭腦理解層面的說明，後來在我整合晶礦與月亮週期內容的過程當中，發生了許多有趣的事情，對我本

身亦是很大的學習。我的經驗就如同晶礦的孕育原理，自然礦物形塑程序裡沒有單獨的元素，也沒有獨自生成的礦脈。

一向鮮少對外求助的我，在撰稿之初主動尋求 Starry Studio 塔羅館的館主 Kit 協助，借出她的水晶、寶石、翡翠收藏讓我們進行拍攝，這裡面甚至出現幾款平時要鎖在保險櫃裡的維多利亞時代古董珠寶，讓這本書揭露的晶礦樣貌增添了歷史感與多元性。

然而在沒有出版和印刷經驗，原以爲書是魔法主題，而和人物與產品專業攝影師紀超選擇了帶有神祕感的黑底來拍攝大部分水晶，但出版社考量閱讀舒適度，最終決定將大多數的水晶改爲白底，這些費時費心拍攝的照片反而造成美編排版更費時，在不失去礦石原色的原則下，增添不少本書完成的困難度。

神奇的是，當我盯着變色的晶礦照片，苦惱該如何解決這些困難時，發現有幾款礦石都跟我正在面對的議題直接相關。在重新閱讀並反思那些內容的過程，我自身的能量深度共振了這些晶礦的頻率，無論是能量還是意識層面都得到清理、淨化與療癒。之後便陸續出現不同行業

的朋友協助我聯繫幾位收藏家，最終順利取得照片。

　　我在修編魔法儀式章節時，療癒師朋友們與薩滿執行師也主動提供我各式各樣的啟發，甚至帶了收藏的訊息水晶到我的工作室做儀式，和我原本的晶礦收藏相互共振，好不熱鬧。我們幾個人在這個過程的相遇、連結與互動，彷彿是不同時代與地殼移動碰撞而共生出來的晶礦，能量迥異卻能相互融合。這是一段美好的經歷，希望閱讀此書並開始實驗與探索的你，也能創造屬於自己的神祕體驗。

新月水晶 50+ 完全解密：

桃花、招財、許願，簡易日常水晶開運一次搞懂

作　　　者	黃寶儀	
責 任 編 輯	陳姿穎	
內 頁 設 計	江麗姿	
封 面 設 計	任宥騰	

行 銷 企 劃　辛政遠、楊惠潔
總 　 編 　 輯　姚蜀芸
副 　 社 　 長　黃錫鉉

總 　 經 　 理　吳濱伶
發 　 行 　 人　何飛鵬
出 　 　 　 版　創意市集

發 　 　 　 行　英屬蓋曼群島商
家庭傳媒股份有限公司城邦分公司
歡迎光臨城邦讀書花園
網址：www.cite.com.tw
展 售 門 市　台北市民生東路二段 141 號 7 樓

香港發行所　城邦（香港）出版集團有限公司
香港灣仔駱克道 193 號東超商業中心 1 樓
電話：(852) 25086231
傳真：(852) 25789337
E-mail：hkcite@biznetvigator.com

馬新發行所　城邦（馬新）出版集團
Cite (M) Sdn Bhd
41, Jalan Radin Anum, Bandar Baru Sri
Petaling, 57000 Kuala Lumpur, Malaysia.
電話：(603) 90563833
傳真：(603) 90576622
E-mail：services@cite.my

製 版 印 刷　凱林彩印股份有限公司
初 版 一 刷　2023 年 4 月
I　S　B　N　978-626-7149-61-4
定 　 　 　 價　450 元

國家圖書館出版品預行編目資料

新月水晶 50+ 完全解密：桃花、招財、許願，簡易
日常水晶開運一次搞懂 / 黃寶儀著 . -- 初版 . -- [臺
北市]：創意市集出版：英屬蓋曼群島商家庭傳媒股
份有限公司城邦分公司發行 , 2023.04
　面；　公分

　ISBN 978-626-7149-61-4(平裝)

　1. 另類療法 2.CST: 水晶 3.CST: 寶石 4.CST: 能量

418.99　　　　　　　　　　　　　　　　112000477